JE MANGE
donc
je maigris...
et je reste mince

MICHEL

MONTIGNAC

JE MANGE donc je maigris...

et je reste mince

Préface du Pr J. Dumesnil

Flammarion

Du même auteur :

Éditions Flammarion :

La méthode Montignac - Spécial Femme
Recettes et Menus Montignac (tome 1)
Recettes et menus Montignac (tome 2)
Restez jeune en mangeant mieux
Boire du vin pour rester en bonne santé
Comment maigrir en faisant des repas d'affaires !
Je cuisine Montignac (tome 1)
Je cuisine Montignac (tome 2)

Éditions Belfond :

La méthode Montignac de A à Z (dictionnaire de la méthode)

ISBN : 2-0820-0981-5

Imprimé en France

TABLE DES MATIÈRES

PRÉFACE

C'est à travers une expérience personnelle que j'ai fait connaissance avec la méthode Montignac. A 52 ans, j'étais en surcharge pondérale : 90 kilos pour 1,60 m ! Un de mes collègues, qui est aussi un ami, m'avait recommandé depuis quelques temps d'acheter le livre *Je mange donc je maigris,* d'un certain Michel Montignac. Il disait que la nouvelle méthode qu'il avait découverte était différente des régimes traditionnels en ce sens qu'elle n'impliquait pas de restriction quantitative mais était essentiellement basée sur le choix de différents aliments.

Il était très enthousiaste car il avait perdu beaucoup de poids et se sentait désormais beaucoup mieux. Il avait depuis pas mal de temps déjà réussi sans difficulté à maintenir son poids idéal.

Je dois avouer que j'étais *a priori* sceptique. J'avais suivi d'autres régimes auparavant et, comme la plupart des gens, j'avais d'abord perdu du poids mais j'en avais ensuite repris beaucoup plus. La principale raison de cet échec était évidemment liée au profond sentiment de privation découlant de l'obligation permanente de manger moins pour maintenir la perte de poids. A chaque tentative, je n'ai jamais perdu plus de neuf kilos, ce qui était très insuffisant pour atteindre mon poids idéal.

Un jour, ma femme et moi furent invités à une réception où se trouvaient aussi cet ami et son épouse. Quand je vis ce qu'ils mangeaient, ce fut pour moi une véritable révélation. Ma femme acheta le livre le lendemain, et le reste, comme l'on dit, « c'est de l'histoire ».

Je perdis immédiatement du poids, de l'ordre de 1,5 à 2 kilos dans les premières semaines et un peu moins ensuite. Au bout de six mois, j'avais perdu 21 kilos sans difficulté aucune, et je me sentais en grande forme.

En tant que médecin cardiologue et chercheur, j'étais curieux de savoir pourquoi la méthode Montignac marchait si bien et je me demandais si on ne pouvait pas l'utiliser avec succès à une plus grande échelle. Car l'obésité est en train d'atteindre des niveaux endémiques en Amérique du Nord où, selon l'Organisation mondiale de la Santé, près de 50 % de la population est soit obèse, soit en sérieux excès pondéral. Les conséquences en termes de santé sont dramatiques, notamment en ce qui concerne le diabète et les risques cardiovasculaires.

Jusqu'à maintenant, le traitement de l'obésité a été très décevant, voire un échec total. Certains médicaments ont bien donné quelques résultats, mais ils ont dû être retirés du marché en raison de leurs effets secondaires inacceptables. De toute manière, compte tenu du taux élevé de l'obésité et de sa progression, la prescription de médicaments à une proportion aussi importante de la population serait non seulement déraisonnable, mais aussi très problématique d'un point de vue économique.

Le taux de succès à long terme des régimes traditionnels est extrêmement bas, puisque moins de 5 % des personnes qui les suivent arrivent à maintenir leur perte de poids. C'est très peu, comparé aux 15 à 20 % de succès obtenus par les programmes de sevrage tabagique et alcoolique. C'est pourquoi on ne peut que se réjouir de l'arrivée d'une méthode avec laquelle il est relativement facile de maigrir dans des proportions jamais atteintes jusqu'alors, sans privation et en mangeant à satiété.

C'est dans ce contexte qu'avec deux de mes collègues, qui avaient suivi avec succès la Méthode, nous sommes rentrés en relation avec des confrères de l'Université Laval de Québec, qui sont d'éminents experts en nutrition et en épidémiologie des risques lipidiques. Ils furent d'abord surpris par nos interrogations mais devant notre enthousiasme et notre offre de financement, ils acceptèrent l'idée d'entreprendre une étude pilote pour laquelle un protocole fut édifié.

L'étude a été faite sur douze hommes obèses que l'on a soumis à trois différents régimes sur des périodes de six jours durant lesquels tous les repas étaient pris à l'hôpital. Les apports alimentaires étaient méticuleusement mesurés en termes de contenu calorique et de composition en macro-nutriments (glucides, lipides et protéines). Des prises de sang furent effectuées avant et après chaque régime, de manière à mesurer des paramètres tels que la glycémie, l'insuline, le cholestérol et les autres fractions lipidiques.

Au cours de la première semaine, le groupe a suivi un régime faible en graisses, basé sur les recommandations de l'American Heart Association mais ne comportant aucune restriction quantitative. Lors de la deuxième semaine, les douze volontaires suivirent la méthode Montignac en ayant la liberté de manger à volonté. Le régime de la troisième semaine comportait le même nombre de calories que celui de la semaine précédente, mais sa composition en macronutriments était identique à la première semaine. Dans les trois cas, les sujets devaient remplir des questionnaires standards pour identifier leur degré de faim et de satiété avant et après chaque repas.

A la fin de l'étude, nous fûmes surpris des résultats. Au cours de la semaine Montignac, les sujets avaient spontanément mangé moins que durant la première semaine (alors qu'ils pouvaient le faire *ad libitum*) en ayant cependant le sentiment d'une parfaite satiété. Au contraire, durant la troisième semaine où ils avaient mangé le même nombre de calories que lors de la semaine Montignac, les sujets avaient encore faim et ressentaient un profond sentiment de privation, au point que certains d'entre eux voulurent presque abandonner l'étude.

De plus, ils perdirent un peu plus de poids durant la semaine Montignac que durant la troisième semaine et ce fut seulement durant la semaine Montignac que l'on put observer des effets bénéfiques sur les lipides sanguins et les niveaux d'insuline.

La méthode proposée par M. Montignac, basée sur le choix exclusif de glucides à index glycémique bas est très intéressante pour plusieurs raisons.

D'abord, il ne fait aucun doute qu'elle marche très bien pour perdre du poids. Ensuite, il est relativement facile de la suivre, et elle permet de neutraliser la faim et de parvenir à un bon niveau de satiété. Pour ces raisons, elle offre beaucoup plus d'espoir quant au maintien de la perte de poids à long terme, comparée aux diètes hypocaloriques conventionnelles. (Rappelons que la plupart des régimes échouent dans le long terme parce qu'ils maintiennent une sensation de faim et de privation.)

Soulignons enfin que le résultat de notre étude laisse entendre que la méthode Montignac est la seule à avoir des effets bénéfiques qui lui sont spécifiques sur les lipides sanguins et les niveaux d'insuline.

D'ailleurs, une attention particulière est donnée dans ce livre à la prévention de l'hypercholestérolémie et de risques cardio-vasculaires (chapitre 8).

C'est pourquoi nous pensons que la méthode Montignac est pleine de promesses et notre intention est de continuer à étudier non seulement les mécanismes qui sont la cause de son efficacité mais aussi son potentiel à long terme sur des pathologies telles que le diabète et les maladies cardio-vasculaires.

En ce qui me concerne, il y a maintenant deux ans que je suis la méthode Montignac. Je me sens en pleine forme et j'ai maintenu le même poids sans aucune difficulté.

Professeur Jean G. DUMESNIL
Cardiologue à l'Institut de cardiologie
de l'hôpital Laval
Professeur en cardiologie à l'Université Laval,
Ste-Foy (Québec, Canada)

LES FONDEMENTS DE LA MÉTHODE MONTIGNAC SONT SCIENTIFIQUEMENT PROUVÉS

Toutes les études épidémiologiques montrent que l'obésité est en constante augmentation dans les pays industrialisés, malgré une diminution paradoxale des apports énergétiques conformément aux recommandations officielles.

Depuis des années, les scientifiques avaient noté que dans toute forme d'obésité, on retrouvait des anomalies de sécrétion d'une hormone, l'insuline, qui était aussi impliquée dans le diabète, l'hypertension artérielle et la pathologie coronarienne. Mais cet hypersinsulinisme (de même que l'insulinorésistance, qui en est la complication) était plutôt considéré comme une conséquence de l'obésité.

Michel Montignac, quant à lui, a toujours formulé l'hypothèse inverse. Depuis ses premiers livres, il a émis l'idée que l'hyperinsulinisme était en fait la cause de l'obésité et que son effet délétère pouvait aboutir aux complications cardiovasculaires connues.

Remontant la « cascade » des causalités, Michel Montignac a souligné que cet hyperinsulinisme était la conséquence d'une alimentation moderne de plus en plus hyperglycémiante, c'est-à-dire majoritairement composée de glucides à index glycémique élevé (céréales raffinées, pommes de terre, sucre, ...).

En conseillant chez ceux qui sont en surpoids la consommation de glucides à index glycémique bas (légumineuses, aliments complets, fruits, légumes, ...), il a obtenu, avec la diminution de la réponse insulinique, un amaigrissement ainsi qu'une réduction des facteurs de risque (glycémie, triglycérides, cholestérol, ...).

Pendant des années, les contradicteurs de Montignac ont eu beau jeu de rétorquer devant le succès de sa méthode qu'elle n'avait jamais fait l'objet d'une validation scientifique. Or, l'étude canadienne du Pr Dumesnil, rendue publique au Congrès international de Paris en 1998, a bien montré que la méthode Montignac était plus efficace pour faire maigrir que les régimes traditionnels et qu'elle pouvait prévenir les facteurs de risque cardio-vasculaire.

Les hypothèses soulevées et défendues depuis plus de dix ans par Michel Montignac se voient par ailleurs confirmées par les travaux de scientifiques mondialement connus, comme le Pr Willett aux États-Unis (*Science et Avenir*, février 1999).

Je me réjouis évidemment de voir triompher des idées auxquelles j'ai personnellement toujours cru. Mais espérons que dans la tourmente médiatique de cette remise en cause de la diététique classique, on n'oubliera pas que Michel Montignac fut l'un des pionniers de cette grande mutation nutritionnelle du troisième millénaire.

Dr Hervé Robert
Médecin nutritionniste

AVANT-PROPOS

La première version de ce livre est sortie en France en 1987. A cette époque, aucun éditeur n'a accepté de la publier. Le fait que son auteur soit un inconnu et que le contenu du livre remette totalement en question le discours de la diététique officielle n'était pas en effet de nature à les rassurer.

Ce livre a donc été publié à l'origine « à compte d'auteur ». Comme il n'était pas distribué dans le réseau des librairies, il fut d'abord vendu exclusivement par correspondance. Mais comme chaque livre vendu en faisait vendre une bonne douzaine par le biais du bouche à oreille, le cap du million d'exemplaires vendus fut atteint au bout de quatre ans.

En 1992, *Je mange donc je maigris* était à la une de tous les médias. En restant présent plus de cent semaines consécutives sur la liste des meilleures ventes du magazine *L'Express*, il est entré dans la légende des grands best-sellers.

Mais depuis la première publication de ce livre, le message nutritionnel qu'il véhicule s'est constamment enrichi et affiné, non seulement à travers le témoignage de milliers de lecteurs, mais aussi et surtout à partir des observations faites par les très nombreux médecins prescripteurs.

Pendant toutes ces années, nous avons consacré l'essentiel de notre temps et de nos revenus à poursuivre ces efforts de recherche de manière à mieux comprendre les mécanismes de la prise de poids et à proposer les meilleures solutions pour y remédier.

Les critiques systématiques des détracteurs de tous poils nous ont beaucoup aidé en ce sens que, malgré l'évidence de l'efficacité de la méthode, elles nous ont forcé à en approfondir les bases scientifiques.

Non seulement nous pouvons aujourd'hui nous référer aux observations et autres démonstrations faites par des centaines de chercheurs dans leurs publications scientifiques (voir bibliographie en fin d'ouvrage), mais nous pouvons désormais nous réclamer d'études spécifiques sur la méthode Montignac, dont les résultats positifs vont au-delà de toutes nos espérances.

Depuis sa première publication, la méthode Montignac a été la plupart du temps classée dans la rubrique des « régimes dissociés ». Cette classification erronée fut au départ le fait d'« observateurs » qui, par souci de simplification, ont attribué aux principes de la Méthode cette étiquette réductrice et facile après avoir parcouru la première édition du livre en « diagonale rapide ». Une lecture plus attentive les eût sans doute interpellés autrement.

Car ils n'y auraient pas trouvé grand chose en rapport avec la *vraie* dissociation alimentaire, pour autant qu'ils en aient connu au préalable la signification. Dans son *Abrégé de diététique et de nutrition*, le Pr Apfelbaum définit ainsi le régime dissocié : « Chaque jour, le sujet consomme exclusivement un type d'aliment différent : viande, poisson, fruit, fromage, légumes verts, céréales... ». C'est ainsi qu'il pourra par exemple manger la viande le lundi, et ce à chacun des repas (petit-déjeuner, déjeuner, dîner) en ne mangeant *que* de la viande. Le mardi, il mangera de la même façon un seul aliment, mais cette fois-ci ce sera par exemple des fruits et ainsi de suite les jours suivants pour les autres aliments.

Tous ceux qui ont lu attentivement les livres précédents et appliqué avec attention les recommandations qui y sont faites savent que la méthode Montignac n'a rien à voir avec le régime dissocié tel que décrit ci-dessus.

Il faut admettre, cependant, que dans les toutes premières versions du livre, et ce dans le souci d'une plus grande clarté pour le lecteur, une présentation volontairement simplifiée de certaines recommandations en matière de composition de repas a été proposée. En suggérant, pour certains repas, de mettre plus l'accent sur une catégorie d'aliments que sur une autre est née l'idée que la méthode Montignac était construite sur le seul principe de la séparation des différentes familles d'aliments.

Or, cette schématisation de nature exclusivement pédagogique, et somme toute très isolée dans l'ouvrage, a été cependant considérée comme un des fondements de la Méthode. C'est ainsi que l'ensemble de nos recommandations a pu être résumé d'une manière erronée, aboutissant à un classement de la méthode Montignac dans la rubrique des régimes dissociés, ce qui est une manière abusivement réductrice de la cataloguer.

Pour lever toute ambiguïté, il était donc nécessaire de reformuler le message nutritionnel de base. C'est ce que nous nous employons à faire dans ce livre où *les principes « actifs » de la Méthode sont en quelque sorte repositionnés par rapport à leurs fondements réels.*

A partir de là, le lecteur comprendra mieux que la méthode Montignac est « un *ensemble de recommanda-*

tions nutritionnelles qui consistent, tout en respectant les équilibres alimentaires, *à choisir,* de manière préférentielle dans chaque catégorie, *des aliments dont les effets métaboliques conduisent à la prévention de la prise de poids et des risques cardio-vasculaires* ». Ce qui reviendra, non plus à manger moins, mais à manger mieux, ou encore *différemment.*

L'application de ce principe se fera notamment à deux niveaux. Les glucides seront choisis en fonction d'un critère dont le concept sous-tend toute l'originalité de la Méthode : c'est la notion d'*index glycémique.*

Pour prévenir la prise de poids, il suffira de faire en sorte que les choix alimentaires conduisent à une « *résultante glycémique* » moyenne. C'est ce qui est proposé dans la Phase II (voir chapitre 5). Mais pour déclencher une perte de poids à la fois rapide et substantielle, il conviendra que les glucides consommés soient choisis parmi ceux dont l'index glycémique est inférieur ou égal à 35 (voir chapitre 2).

Par ailleurs, les graisses seront choisies en fonction de leurs effets bénéfiques sur la protection des risques cardio-vasculaires, mais aussi en fonction de leurs effets indirects sur la prévention du poids.

Dans cette nouvelle présentation, le lecteur comprendra mieux les mécanismes de la prise de poids comme ceux qu'il convient de mettre en œuvre pour en inverser la tendance. Car le message a la prétention d'être à la fois plus simple et donc plus clair. On pourra donc mieux maigrir en faisant de meilleurs choix alimentaires.

On découvrira que de nombreux aliments pour lesquels certaines réserves avaient été formulées dans les précédentes versions sont désormais « reconsidérés », voire réhabilités, compte tenu des informations scientifiques nouvelles qui ont été publiées à leur sujet. C'est le cas de certaines légumineuses (lentilles, pois chiches...) mais aussi des carottes crues, dont la consommation est désormais possible en Phase I.

Le lecteur apprendra par ailleurs que l'index glycémique des aliments, s'il varie d'une espèce à l'autre, peut aussi être différent pour la même espèce d'une variété à l'autre. Il réalisera aussi avec surprise qu'il peut lui même le faire varier en fonction du type de cuisson qu'il choisira.

L'expérience de ces dix dernières années nous a aussi montré qu'autant la Phase I, dont les règles sont assez strictes, était plutôt comprise et appliquée correctement, autant le concept de la Phase II restait parfois pour certains un peu difficile à appréhender. Car, par nature très nuancée, la « gestion des écarts » manquait à leurs yeux de directives très précises et de points de repère concrets. La peur de s'égarer dans cet immense espace de liberté conduisait d'ailleurs certains lecteurs à rester indéfiniment en Phase I, où ils avaient désormais leurs habitudes. D'autres, plus téméraires, s'y hasardaient plus volontiers en appliquant la notion d'écart bien au-delà des limites de la tolérance, au risque de le payer par le retour de quelques kilos.

La *Phase II* de cette nouvelle édition *est donc différente*. Car la notion d'écart est désormais mieux balisée par le développement d'un indicateur nouveau, facile à maîtriser, qui est celui de la *résultante glycémique* (voir chapitre 5).

Il n'y a donc plus désormais de frontière entre les deux phases puisque l'on peut passer sans transition de la première à la deuxième. Ce passage est d'autant plus nécessaire que nous considérons que la méthode Montignac, en tant que philosophie alimentaire, c'est surtout la Phase II. La Phase I n'est qu'une période transitoire, nécessaire pour apurer les erreurs alimentaires du passé et remettre en quelque sorte nos pendules (métaboliques) à l'heure.

Mais même si cette dernière version constitue un progrès substantiel de notre message nutritionnel, nous nous efforcerons toujours dans l'avenir d'en améliorer encore le contenu, car l'essentiel reste certainement à découvrir dans le domaine de la nutrition. Nous pensons seulement avec modestie que la voie de recherche que nous avons choisie est des plus prometteuses.

INTRODUCTION

Lorsqu'à la fin des années 80, j'étais invité à participer à un débat sur le thème de l'amaigrissement, l'une des questions essentielles qui étaient soulevées par les animateurs était de se demander si en réalité la préoccupation de nos contemporains pour leur poids n'était pas seulement un phénomène de mode.

L'idée (fausse) que l'on avait encore à cette époque (pourtant récente) était que la corpulence moyenne actuelle de notre espèce était sensiblement la même qu'autrefois. C'était seulement, croyait-on, la perception que nous en avions désormais qui semblait avoir changé car notre système de valeur était devenu différent. Les canons de la beauté ne seraient simplement plus les mêmes aujourd'hui qu'autrefois.

Le fait d'être gros était en effet autrefois plutôt valorisant. A l'inverse, cet état est considéré de nos jours comme un préjudice esthétique. De prestigieux nutritionnistes, comme le Pr Apfelbaum, ne manquaient pas l'occasion de sermonner publiquement son auditoire dans un langage passéiste, en rappelant qu'il valait mieux « faire envie » en arborant quelques rondeurs que « pitié » en exhibant une silhouette décharnée.

Il prétendait d'ailleurs avec l'humour coquin qu'on lui connaissait : « Les hommes préfèrent toujours les grosses » ! Il aurait même pu ajouter sans se tromper qu'il y a moins d'un siècle, être bien en chair, pour une femme comme pour un homme, était considéré comme un avantage à tout point de vue.

Est-ce à dire pour autant que la plus grande proportion d'entre eux (et surtout d'entre elles) étaient en « surcharge pondérale » ? En d'autres termes, la majorité des gens étaient-ils plus gros autrefois qu'ils ne sont aujourd'hui, comme le suggèrent toutes les représentations artistiques de l'époque ? Pour y répondre, il convient de prendre en compte certaines considérations.

D'abord, il faut savoir que l'embonpoint, et *a fortiori* l'obésité, n'existe pas dans la nature. Il n'existe ni dans le règne animal ni dans les sociétés primitives. Le phénomène n'apparaît dans l'histoire de l'homme qu'avec les premières grandes civilisations, grecques, égyptiennes, romaines.

Jusqu'à la fin du XIXe siècle, l'embonpoint était même un signe extérieur de richesse. Etre gros signifiait que l'on avait une table « bien garnie » tous les jours, c'est-à-dire que l'on était capable de se nourrir abondamment.

Car cet avantage, comme l'on sait, ne concernait qu'une très faible minorité de la population. Etre gros était donc rare ! Et comme l'humanité a toujours eu le culte de ce qui est rare et exceptionnel, on comprend pourquoi les formes généreuses et les rondeurs opulentes qui relevaient autrefois de l'exception pouvaient correspondre aux canons de la beauté.

C'est pourquoi nous commettons une grave erreur aujourd'hui en pensant que les silhouettes rondouillardes des trois *Grâces* de Raphaël, des *Sirènes* de Rubens, des

Baigneuses de Courbet, ou encore des nus de Renoir, sont représentatives de la corpulence moyenne de leur époque : les artistes du passé cherchaient beaucoup moins à projeter dans leurs œuvres la réalité du moment qu'à représenter l'idéal féminin de leurs contemporains.

Ainsi, de la même façon que les magazines féminins d'aujourd'hui projettent à travers la silhouette filiforme des mannequins un idéal de minceur dans un monde de gros, les peintres et les sculpteurs d'autrefois exprimaient eux un idéal de « grosseur » dans un monde de maigres.

Avoir de l'embonpoint ou être obèse était donc pour nos ancêtres un privilège de riche. Si l'on avait la chance d'être gros, c'est parce que l'on avait, croyait-on, l'avantage de pouvoir manger plus.

Alors comment peut-on expliquer aujourd'hui que dans un pays comme les États-Unis ou la Russie ce soit au contraire parmi les pauvres, et mêmes les plus pauvres, que l'on trouve le plus grand nombre d'obèses ?

Une véritable épidémie mondiale

Le 12 Juin 1997, un communiqué officiel de l'Organisation mondiale de la santé (OMS) tire le signal d'alarme en déclarant sans ambiguïté que la planète entière souffre désormais d'une véritable « épidémie d'obésité ».

Les statistiques montrent en effet que l'obésité touche désormais plus de la moitié de la population de nombreux pays. Initialement observé aux États-Unis, ce phénomène concerne aujourd'hui différentes régions du monde, non seulement les pays industrialisés, mais aussi la plupart des pays en voie de développement. Aux États-Unis, on considère que plus d'un tiers de la population est obèse (33 %). En Europe, ce taux varie de 15 à 25 % selon les pays. Dans les pays d'Europe de l'Est, 40 à 50 %

des femmes en sont déjà victimes. Même en Inde, on dénombre déjà plus de 200 millions d'obèses.

Mais c'est parmi les populations enfantines que le taux est le plus préoccupant. Selon le Dr Patrick Serog, « l'obésité a en dix ans augmenté de 53 % au Japon, de 21 % à 65 % en Grande-Bretagne selon le sexe et la tranche d'âge et de 60 % aux États-Unis ».

Même en France, la progression est très préoccupante : + 17% pour l'obésité moyenne et + 28 % pour la super-obésité. La Chine, elle non plus, n'est pas en reste car chaque année, on enregistre une croissance de 10 % du nombre d'enfants obèses de moins de sept ans. Pour le Pr Ding de Pékin, l'obésité infantile est devenue dans son pays un redoutable phénomène de société. « On est en train de créer une véritable génération de malades », se lamente-t-il ! C'est bien là en effet que se situe le vrai problème.

Un facteur de risque pour la santé

L'obésité est considérée aujourd'hui, à juste titre, comme une maladie à part entière. Car elle constitue un important facteur de risque pour de nombreuses affections comme le diabète de type II, les accidents vasculaires cérébraux, les cardiopathies coronariennes, l'hypertension artérielle, plusieurs types de cancers et l'arthrose, sans parler des nombreux problèmes respiratoires.

Aux États-Unis, l'obésité est directement ou indirectement considérée comme l'une des premières causes de mortalité avec 300 000 décès par an. L'excès de poids coûterait aux Américains 66 milliards de dollars en dépenses médicales, soit 8 % des dépenses totales de santé. Dans les pays européens, le coût est inférieur (4 à 7 %), mais il est chaque année en constante progression.

Quand on sait qu'une étude prospective prévoit que 100 % des Américains seront obèses en 2039 et 40 % des Français si la courbe de ces vingt dernières années n'est pas infléchie, il y a de quoi être sérieusement inquiet.

L'embonpoint n'est qu'une obésité en puissance

•

Certains lecteurs (français notamment), pourraient être surpris que dès le début de cet ouvrage, je mette l'accent avec autant de force sur le problème de l'obésité alors qu'ils n'ont eux même que quelques kilos à perdre et ont ainsi du mal à se sentir concernés par une catégorie à laquelle ils pensent être complètement étrangers.

Qu'ils sachent que « l'embonpoint », la simple « surcharge pondérale » ou encore les « quelques kilos en trop » sont trop souvent de doux euphémismes derrière lesquels se cache pudiquement une obésité, légère certes, mais non moins réelle.

Ma famille m'a un jour copieusement sermonné pour avoir déclaré à un journaliste que j'étais un fils d'obèse. Avec 120 kg pour 1,73 m (BMI 40, voir chapitre 12), mon père ne pouvait pourtant pas être autrement qualifié médicalement ! Mais pour son entourage, il n'était évidemment « qu'un peu fort ».

Car l'embonpoint n'est très souvent qu'une obésité en puissance, ou encore pourrait-on inverser la proposition en disant que l'obésité n'est qu'une forme développée de l'embonpoint, ce qui veut dire que l'un est toujours la conséquence (ou la résultante) de l'autre.

Il est donc difficile d'étudier les deux séparément car la cause principale est dans la plupart des cas la même. En comprenant bien le mécanisme de l'obésité, on saura donc encore mieux comment se débarrasser de son embonpoint.

Le poids de l'Amérique

On peut considérer, selon les informations à notre disposition, qu'au début du XXe siècle, 20 à 25 % de la population des États-Unis étaient en surcharge pondérale (overweight BMI > 24, voir chapitre 12) et que 2 à 3 % seulement étaient obèses (BMI > 30), ce qui était déjà légèrement supérieur à ce que l'on pouvait observer dans la plupart des pays européens. Dans les années 30, le nombre de gros est passé à 35 % et 8 % de la population étaient alors obèses, ce qui représentait des progressions respectives de 52 et 166 %.

Cette augmentation de la courbe moyenne de poids, sans précédent dans l'histoire de l'humanité, fut suffisante pour alarmer les autorités sanitaires du pays, qui incitèrent les scientifiques et les médecins à réfléchir sur la question. Le diagnostic de ces derniers fut catégorique : si les Américains prenaient du poids, c'est parce qu'ils mangeaient trop et qu'ils ne faisaient pas assez d'exercice !

Il paraissait en effet logique que si l'on ne dépense pas toute l'énergie consommée, celle-ci n'ait pas d'autre issue que de se stocker.

La solution qui fut proposée découlait de la même logique : pour résorber la surcharge pondérale, il convenait de manger moins et de se dépenser plus. C'est sur ces « évidences » que prirent naissance les régimes basses calories.

Quand ils sont convaincus d'une idée, on sait avec quelle détermination les Anglo-Saxons (et particulièrement les Américains) sont capables d'en mettre en œuvre les principes. C'est ainsi que depuis plus de cinquante ans, les Américains s'évertuent à appliquer avec rigueur le modèle diététique de l'équilibre énergétique. Depuis plusieurs décennies, 90 millions d'Américains sont donc abonnés du 1er Janvier au 31 Décembre aux régimes hypocaloriques.

Mais le moins que l'on doive faire quand on met en place des mesures draconiennes à l'échelle d'un pays (qui plus est, d'un très grand pays) c'est d'en vérifier de temps en temps l'impact. Or, c'est ce qui, d'une manière surprenante, n'a pas été fait.

Car on aurait pu ainsi se rendre compte que les résultats en la matière étaient inversement proportionnels aux efforts déployés. Aujourd'hui en effet, les États-Unis comptent 65 % de gens trop gros (*overweight*) soit une progression de 183% depuis le début du siècle, et 33 % d'obèses, soit une progression de près de 800 %.

Quand on sait que les apports énergétiques alimentaires moyens dans tous les pays occidentaux, et notamment aux États-Unis, ont diminué de 20 à 35 % depuis le début du XXe siècle, il y a de quoi se poser d'inquiétantes questions.

Une grande étude publiée aux États-Unis en 1997 a d'ailleurs bien montré que les Américains avaient diminué leurs apports énergétiques ces dix dernières années et que pourtant, sur la même période, l'obésité aux États-Unis a augmenté de 31 %. Les auteurs de cette étude furent si déconcertés par un tel constat d'échec qu'ils n'hésitèrent pas à lui donner comme titre le « *paradoxe américain* ».

Un cas désespéré

•

Comme bon nombre de mes lecteurs, je suis un ancien « gros », un fils d'obèse (ce qui souligne le facteur héréditaire) et j'étais obèse moi-même (n'ayons plus peur des mots) à huit ans.

Pendant ma pré-adolescence, j'ai donc beaucoup souffert de cette « différence pondérale » par rapport à mes petits camarades. Car ces derniers ne se privaient pas d'ironiser sur mes rondeurs en m'affublant de qualificatifs peu flatteurs.

Après une pause de quelques années pour cause de croissance, une nouvelle surcharge pondérale s'est progressivement installée au fil du temps, malgré une consommation énergétique bien au-dessous de la moyenne et une pratique de l'exercice physique plutôt bien au-dessus de la normale, pour un Français tout au moins. Mon obsession pour la « chose » diététique était à la hauteur de ma frustration, et bien évidemment de ma prise de poids progressive.

Et puis, travaillant dans un milieu scientifique, j'ai pu, tout en cherchant à satisfaire ma curiosité et apaiser mes obsessions nutritionnelles, glaner un certain nombre d'informations que j'aurais eu peu de chance de trouver dans les livres de régime que l'on trouve en librairie et destinés au grand public.

C'est ainsi qu'en consultant divers travaux publiés sur le diabète, je découvris la piste qui allait me mettre sur la bonne voie.

Les études démontraient en effet que 80 % des diabétiques étaient aussi obèses. On pouvait donc imaginer que les deux pathologies avaient des origines communes.

Or, des expériences avaient montré qu'en consommant exclusivement des glucides à amplitude glycémique faible, des diabétiques de type II (non insulino-dépendants) avaient amélioré substantiellement (voire supprimé) leur diabète.

Il suffisait donc d'essayer cette approche nutritionnelle de manière à vérifier quels pouvaient être ses effets sur la perte de poids.

Le résultat fut assez spectaculaire, car en très peu de temps, j'avais obtenu une perte de poids très prometteuse. Je décidais alors d'approfondir la question. En quelques mois, j'ai perdu au total 16 kilos, en remangeant normalement, c'est-à-dire sans me restreindre sur le plan quantitatif, mais en faisant en revanche des choix particuliers parmi les aliments. C'était d'ailleurs d'autant plus facile pour moi que par obligation professionnelle, je mangeais très souvent au restaurant. Car lorsque l'on est devant une carte, on est forcément dans une situation idéale en termes de choix.

Pendant plusieurs années, mon entourage familial, social, professionnel qui était très demandeur, me servit en quelque sorte de champ d'expérimentation. Puis devant les résultats très encourageants qui furent obtenus, l'idée d'un livre germa progressivement dans mon esprit. Quelque temps après sa publication, lorsque les premiers succès se firent sentir, une équipe permanente fut constituée autour de plusieurs médecins pour assurer la communication avec les lecteurs et m'aider à poursuivre mes recherches.

La nouvelle version de ce livre, qui est le résultat de cette collaboration depuis plus de douze ans, témoigne évidemment d'une grande évolution par rapport à la première édition. En lisant ce nouvel ouvrage, les lecteurs du précédent se rendront compte du chemin parcouru, les autres auront l'avantage de découvrir un concept qui a eu le mérite de faire ses preuves.

1

RÉGIMES HYPOCALORIQUES : LA DIÉTÉTIQUE DE L'ÉCHEC !

Chaque année, quelques mois avant la période estivale, la quasi-totalité des magazines publient à grand renfort de publicité leurs fameux « dossier minceur », que les rédacteurs en chef attendent comme la manne, tant ils sont garants de tirages supplémentaires. Ils ne font en fait que répondre à l'attente de leurs lecteurs, que le « syndrome du maillot de bain » commence à travailler.

Si d'un journal à l'autre, les régimes-miracles proposés pour perdre trois à cinq kilos avant l'été se distinguent par des variantes plus farfelues les unes que les autres, ils ont tous un point commun : ils proposent une formule hypocalorique.

Car dans la diététique traditionnelle, celle qui a pignon sur rue, celle qui peut faire valoir ses diplômes et ses états de services dans les cantines des hôpitaux, des collectivités ou même des restaurants de grandes chaînes hôtelières, fonctionne toujours sur le sacro-saint principe des calories.

L'histoire rapportera sans doute un jour à son propos que jamais l'humanité ne s'est à ce point fourvoyée, en promouvant avec obstination un principe dont la preuve de l'échec avait été faite d'une manière aussi évidente et permanente.

Regardez autour de vous et vous ne manquerez pas de remarquer que ce sont ceux qui s'acharnent à compter les calories qui restent éternellement gros, voire qui développent à terme de véritables obésités.

L'approche hypocalorique est en effet totalement illusoire en ce qui concerne la perte de poids. Elle peut même être dangereuse car elle entraîne dans la plupart des cas des déséquilibres alimentaires qui conduisent à de véritables carences, sans compter qu'elle est souvent, en cas de pratique successive, le facteur déclenchant de l'obésité.

Le mythe de la chaudière

•

D'une manière tout à fait simpliste, on a comparé pendant longtemps l'organisme humain à une chaudière : si les apports énergétiques sont supérieurs à la dépense, tout n'est pas « brûlé », l'excédent est alors « logiquement » mis en réserve et le sujet grossit.

En d'autres termes, si l'on considère d'un manière théorique qu'un sujet qui ne pratique pas un travail musculaire intense a besoin d'environ 2 500 calories pour assurer ses dépenses journalières, on peut envisager trois cas de figure :

• s'il apporte 3 000 calories, donc crée un excédent qu'il lui faudra stocker, il va « forcément » grossir.

• s'il apporte seulement 2 000 calories, créant ainsi un déficit qui obligera son organisme à compenser, en puisant dans ses graisses de réserve, il devrait maigrir.

• enfin, s'il apporte 2 500 calories, ce qui assure l'équilibre entre les entrées et les sorties, son poids devrait rester stable.

Raisonner ainsi, comme le font encore tant de soi-disants professionnels de la diététique, c'est ignorer les phénomènes d'adaptation et de régulation du corps humain, c'est occulter les différents mécanismes métaboliques mais c'est aussi nier les particularités individuelles, qui font que chaque individu est unique.

Contrairement à ce que certains croient encore, l'obèse n'est pas forcément quelqu'un qui mange trop. Dans la plupart des cas, c'est même le contraire. On a statistiquement remarqué (Pr. Creff) que dans une population d'obèses, 15 % seulement mangent trop, 34 % mangent normalement, c'est-à-dire comme les autres et 51 % mangent peu, et même très peu pour certains.

Dans le monde de la compétition sportive, on peut d'ailleurs remarquer que pour maintenir une stabilité pondérale, les apports caloriques peuvent varier de 2 500 à 12 000 calories selon, non pas la spécialité, mais les individus.

Le marathonien Alain Mimoun maintenait son poids et assurait parfaitement son dur entraînement avec 2 000 calories par jour, alors que le coureur cycliste Jacques Anquetil avait besoin de 6 000 calories pour garder son poids et assurer sa forme.

Bien qu'elle soit curieusement discrète sur ce sujet, la littérature médicale a publié des études qui montrent que la différence d'apports caloriques est insignifiante selon que les sujets sont maigres, normaux, gros ou obèses. Les docteurs Bellisle et Rolland-Cachera ont notamment étudié la question en répartissant leurs échantillons statistiques en cinq classes de corpulence en fonction de l'indice du BMI (voir chapitre 12).

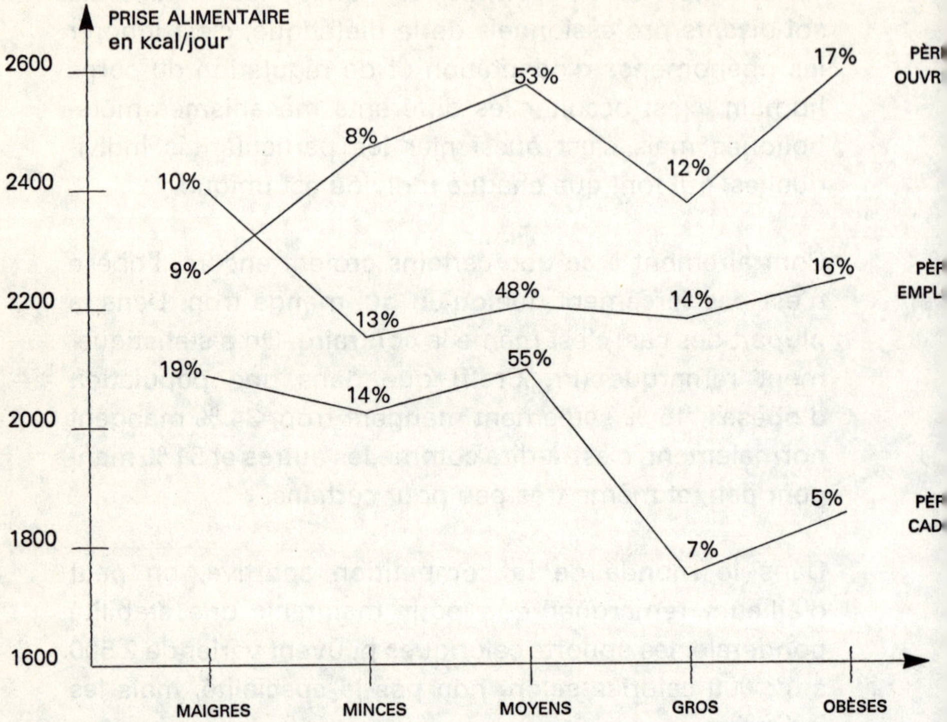

Corpulence, prise alimentaire et profession du père d'enfants de 7 à 12 ans.
(d'après Rolland Cachera et Bellisle 1986)

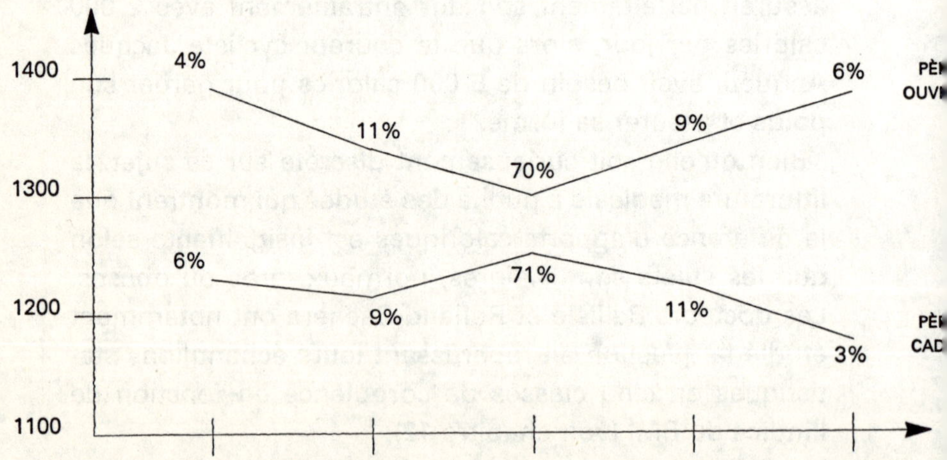

Corpulence, prise alimentaire et profession du père d'enfants de 1 à 3 ans.
(d'après Rolland Cachera et Bellisle 1986)

On voit, en examinant les courbes ci-dessus, qu'il n'existe pas de corrélation entre la ration calorique quotidienne et la corpulence ; les obèses et les gros ne mangent donc pas plus que les minces et les maigres. En revanche, en répartissant les enfants en fonction de la profession du père, on note qu'à corpulence égale, les enfants d'ouvriers mangent plus que les enfants de cadres.

L'instinct de survie

•

Tous ceux qui ont un jour suivi un régime hypocalorique savent que dans un premier temps, on obtient généralement des résultats, mais que l'on n'arrive jamais à se stabiliser. Pire encore, dans de nombreux cas, on peut même se retrouver avec un gain supplémentaire de poids.

Nous allons donc essayer de comprendre pourquoi, en examinant le comportement de l'organisme.

Imaginons que la ration quotidienne d'un individu soit aux alentours de 2 500 calories et qu'il ait à souffrir de quelques kilos en trop. Si nous abaissons la ration calorique à 2 000 dans une approche hypocalorique classique, nous aurons créé un déficit de 500.

L'organisme, habitué à recevoir 2 500 calories, va subitement se trouver en manque et ira puiser l'équivalent des 500 calories dans les graisses de réserve. On aura donc un amaigrissement correspondant.

Au bout d'un certain temps, qui est variable d'un individu à l'autre, on va remarquer cependant que l'amaigrissement ne se produit plus, alors que le régime hypocalorique a été maintenu. C'est qu'il y a eu progressivement ajustement entre les entrées et les sorties. Dans la mesure où on ne lui apporte que 2 000 calories, l'organisme décide en effet de s'en contenter. On assiste donc à une stagnation du poids.

Si l'on est décidé à prolonger encore l'expérience, en pensant que la perte de poids reprendra peut-être après avoir effectué un palier, la déception sera encore plus grande. On va en effet s'apercevoir que la courbe de poids reprend délibérément une direction ascendante. Paradoxalement, alors qu'on mange moins, on grossit.

L'explication est simple. L'organisme humain est en fait animé d'un instinct de survie qui se met en action dès qu'il subit une menace en termes de restriction. Dans la mesure où la réduction de ses apports énergétiques s'est poursuivie dans le temps, après avoir ajusté ses dépenses en fonction des apports, son instinct de survie va le conduire à réduire encore ses dépenses à 1 700 calories, par exemple, pour économiser 300 calories et ainsi reconstituer ses réserves.

Il ne faut pas oublier que les privations dues aux disettes et autres famines d'antan ne sont pas si lointaines. Et que si leur souvenir est enfoui dans la mémoire inconsciente, il peut resurgir à la moindre alerte. L'organisme humain est en fait animé du même instinct de survie que le chien qui enterre ses os alors qu'il meurt de faim. Curieusement, c'est toujours lorsqu'il est affamé que l'animal fait appel à son instinct de conservation en se constituant des réserves.

Par ailleurs, lorsqu'il est en situation de manque, c'est-à-dire de sous-alimentation, l'organisme est particulièrement sur la défensive et ne rate donc aucune occasion de faire des réserves si l'opportunité lui en est donnée.

Les habitués des régimes hypocaloriques savent d'ailleurs très bien que la moindre entorse au régime, lors d'un week-end par exemple, peut leur faire reprendre d'un seul coup deux à trois kilos qu'ils avaient mis des semaines à perdre. C'est aussi l'une des raisons pour lesquelles nous conseillons de ne jamais sauter un repas, comme le font pourtant très souvent la plupart des gens qui veulent maigrir.

En effet, en se privant de nourriture à un repas, ils affolent leur organisme, qui, du fait de la frustration qu'on lui a fait subir, en profite pour faire des réserves excessives au repas suivant.

L'habitude qui consiste à donner à manger à son chien une fois par jour (pour des raisons pratiques évidentes) est tout aussi stupide et peut expliquer dans de nombreux cas la surcharge pondérale des animaux domestiques. Les expériences faites sur les animaux de laboratoire montrent d'ailleurs très bien que pour une même quantité de nourriture quotidienne, les animaux qui n'ont qu'un seul repas créent, à terme, des obésités et que ceux à qui il est donné l'équivalent en cinq ou six repas répartis dans la journée, conservent un poids optimal.

Il est courant de constater que l'obésité de la femme est plus rebelle que celle de l'homme. Ceci est lié à sa physiologie particulière. Il faut savoir en effet que la masse graisseuse de l'organisme féminin est deux fois supérieure à celle de l'homme. C'est en fait le nombre de cellules graisseuses (adypocites) qui est supérieur.

On sait depuis longtemps que l'obésité chez la femme se traduit, comme chez l'homme, par une augmentation du volume de chaque cellule graisseuse, mais, et c'est ce qui fait sa particularité, par une multiplication du nombre de ses cellules. Le drame, c'est que cette dernière situation n'est jamais réversible. Autant on peut parvenir à faire diminuer de volume une cellule graisseuse, autant il est impossible d'en réduire le nombre après qu'il ait été augmenté.

Or, des études ont montré que c'est surtout dans le cas d'un processus de restriction alimentaire (régime hypocalorique) que l'organisme féminin, en mettant en jeu son instinct de survie, va se mettre à fabriquer de nouvelles cellules graisseuses (hyperplasie).

LE CALCUL CALORIQUE RELÈVE DE L'ABSURDE

Il faut bien reconnaître que le calcul calorique, quand il est fait, est toujours très théorique et même totalement approximatif pour les raisons suivantes :

• Quand on observe les indications données par les différentes tables, il y a d'un ouvrage à l'autre pour le même aliment des variations importantes.

• Le contenu calorique des aliments fluctue d'une manière très variable selon qu'ils sont consommés crus ou cuits (avec ou sans graisses).

• La proportion de graisses (qui fait considérablement varier le contenu calorique) peut être très différente d'un morceau à l'autre, pour la viande par exemple. Elle dépend en effet du mode d'élevage de l'animal, du mode de préparation et du mode de cuisson.

• Le calcul (théorique) calorique ne prend jamais en compte les conditions d'absorption des lipides et des glucides dans l'intestin grêle, qui sont notamment modulées en fonction de la présence ou non de fibres dans le repas. Une proportion importante de fibres (solubles notamment) apportée par les légumes, les légumineuses... peut en effet diminuer de manière substantielle l'absorption des dites calories.

• Avec les fromages fermentés, les travaux de L. Fakambi ont montré que s'ils sont riches en calcium (gruyère), ce dernier piège une partie des graisses qui ne sont pas absorbées. Les calories correspondantes se retrouvent ainsi dans les selles.

• La « nature » des calories influe aussi sur leur devenir : les graisses saturées, par exemple, sont plus facilement stockables alors que les graisses polyinsaturées (oméga 3 notamment) sont plus facilement utilisées et donc brûlées.

• Enfin, le simple calcul calorique ne tient pas compte de l'heure où sont absorbés les aliments. Il a été montré que l'absorption des glucides, des lipides et des protéines est variable selon les heures de la journée et même selon les saisons (chronobiologie), mais est aussi fonction de l'environnement chimique que les aliments rencontrent à leur arrivée dans l'intestin et qui dépend de la nature des nutriments, de leur ordre d'arrivée ainsi que de leur volume.

Voilà pourquoi le calcul calorique qui ne tient aucun compte de tous ces paramètres additionnels relève de l'absurde.

C'est ce qui lui permettra par la suite de récupérer d'autant plus vite son obésité perdue, et surtout d'en augmenter le volume, puisque sa capacité aura été accrue.

Le régime hypocalorique, s'il est illusoire et inefficace comme nous l'avons démontré, serait de surcroît dangereux, car il aurait pour effet de consolider à terme le potentiel d'obésité, en augmentant insidieusement le capital de cellules graisseuses.

Quand on étudie l'histoire d'un obèse, comme l'a fait le Dr J.-P. Ruasse, on se rend compte, dans la plupart des cas, que l'essentiel de cette hypersurcharge pondérale a été seulement créé, sur plusieurs années, par la mise en œuvre de régimes hypocaloriques successifs.

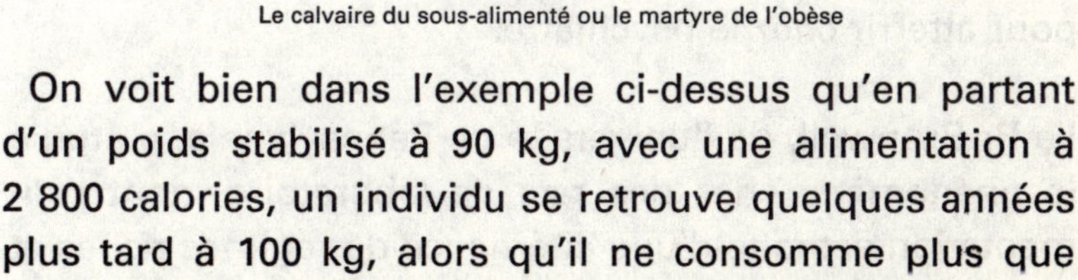

Le calvaire du sous-alimenté ou le martyre de l'obèse

On voit bien dans l'exemple ci-dessus qu'en partant d'un poids stabilisé à 90 kg, avec une alimentation à 2 800 calories, un individu se retrouve quelques années plus tard à 100 kg, alors qu'il ne consomme plus que 1 000 calories. A chaque fois qu'un régime hypocalorique a été introduit, on peut constater les trois phases : amaigrissement, stabilisation et reprise. Il est important de noter que lorsque de nouveaux régimes sont enclenchés, le rendement est de plus en plus faible. Au début, la courbe de poids revient plus ou moins à la valeur de départ, puis au fur et à mesure qu'on avance dans le temps, il se produit un gain supplémentaire de poids. C'est ainsi que pour avoir obstinément voulu perdre cinq kilos alors qu'elles étaient stabilisées à ce niveau-là, certaines personnes se retrouvent quinze ans plus tard avec une surcharge pondérale de vingt kilos, en étant complètement sous-alimentées.

Tous les jours, les médecins rencontrent ainsi dans leur clientèle des sujets qui, au prix d'un rationnement sévèrement contrôlé et d'énormes frustations fondées sur des régimes à 800 calories, n'arrivent non seulement pas à maigrir, mais le plus souvent continuent à gagner des kilos.

La situation est d'autant plus dramatique qu'avec de tels régimes de misère, ces personnes sont complètement carencées en nutriments indispensables (acides gras essentiels, sels minéraux, vitamines) ce qui se traduit par une très grande faiblesse (fatigue chronique), mais aussi une grande vulnérabilité face à la maladie, leurs moyens de défense étant réduits à leur plus simple expression. Bon nombre d'entre elles se retrouvent complètement dépressives, voire anorexiques. Il leur suffit alors de changer de spécialiste, quittant le nutritionniste pour atterrir chez le psychiatre.

Le Pr Bronwell, de l'université de Pennsylvanie, a étudié le phénomène chez des rats de laboratoire, dont l'alimentation est faite d'une alternance de régimes riches et de régimes pauvres en calories.

Les animaux gagnent et perdent du poids, mais le rythme de gain et de perte varie à chaque nouveau régime. Au cours du premier régime, le rat perd du poids en vingt-et-un jours et le reprend en quarante-six jours.

Lors du deuxième régime, le rat perd le même poids en cinquante-quatre jours et reprend le tout en quatorze jours. Ensuite, la perte de poids est de plus en plus difficile à obtenir et le regain de plus en plus rapide. On prouve ainsi que le métabolisme s'adapte à la réduction calorique.

Tout déficit calorique peut en effet faire baisser les dépenses métaboliques de plus de 50 %, mais en revanche, tout retour à la normale, même court, s'accompagne d'une reprise de poids. Enfin, plus l'écart est grand entre le régime et l'alimentation habituelle, plus la reprise pondérale s'effectue rapidement.

L'effet de ces « régimes-accordéons », qui aboutissent à une variation de poids en yo-yo et à une résistance progressive à tout amaigrissement, est pourtant bien connu, mais il est paradoxalement très timidement dénoncé par les spécialistes, comme s'il y avait une espèce de conspiration du silence. C'est un peu comme si l'on avait peur aujourd'hui d'avouer que depuis soixante ans, on s'est complètement trompé.

Curieusement, le public lui-même, qui est le premier à en faire les frais, et pour certains à en souffrir, n'est pas prêt à accepter la vérité.

Profitant un jour d'une invitation à participer à un grand débat télévisé sur l'obésité, j'ai tenté sans succès d'aborder le sujet pendant quelques minutes. L'émission étant en différé, le passage a été tout simplement coupé au moment de la diffusion, pour cause de non-intérêt sans doute.

Une journaliste, réputée par ses écrits sérieux sur la santé, raconte qu'elle a publié un jour un long article dénonçant les régimes hypocaloriques et expliquant, comme nous venons de le faire, leurs dangers. Résultat : un bide ! Pas une seule lettre de lecteur. L'indifférence totale ! Alors que le moindre « régime miracle » fait toujours un tabac.

Il faut dire que le « phénomène hypocalorique » a acquis dans notre société occidentale une véritable dimension culturelle. Il a même été, ici comme ailleurs et notamment dans le modèle américain, institutionnalisé à tous les niveaux.

Comment peut-on remettre en cause un principe qui est encore inscrit en l'état au programme de toutes les facultés de médecine, qui est la base même de l'enseignement dispensé dans les écoles officielles de diététique, qui est en vigueur dans toutes les restaurations de collectivités, hôpitaux, écoles et entreprises ? Comment peut-on remettre en cause un principe qui soustend une partie importante du tissu économique de nos sociétés occidentales ?

L'industrie agro-alimentaire est aujourd'hui plus florissante que jamais. C'est même, dans certains pays comme la France, l'une des plus prospères. Quand on visite un salon comme le SIAL (Salon international de l'industrie alimentaire qui se tient tous les ans en novembre près de Paris), il est évident que de nombreux efforts des industriels en termes de développement s'inscrivent dans la logique hypocalorique. Toutes les études marketing sont formelles : c'est dans ce sens qu'il faut s'orienter, c'est le marché de demain ! Les nouveaux produits à venir seront donc élaborés en conséquence.

Les chaînes hôtelières ont, elles aussi, le virus de la basse calorie. Nombreuses sont celles qui ont déjà produit des menus basses calories dans leur carte de restaurant. D'autres ont créé des sections à part où, en guise de maître d'hôtel, c'est une diététicienne qui officie.

La thalassothérapie elle-même n'a pas voulu être en reste et il n'est pas un centre qui ne vante dans ses publicités le mérite de ses « régimes minceur », cautionnés dans le meilleur des cas par les chefs-cuisiniers les plus célèbres.

L'enjeu économique est tel que l'on peut se demander comment le système pourra un jour accepter de faire marche arrière. Il y sera pourtant contraint d'ici quelques années. J'en fais pour ma part le pronostic.

Car l'attitude des autorités médicales aujourd'hui est peut-être moins celle de la conspiration du silence que celle d'un grand embarras. Dans les congrès médicaux, on en parle à mots couverts, on y fait parfois allusion, mais le sujet est officiellement délicatement évité. Quelques médecins nutrionnistes se hasardent parfois à le sous-entendre au gré de leurs interventions publiques. Le Pr Arnaud Basdevant ne disait-il pas sur les antennes d'une radio périphérique : « Le meilleur moyen de grossir, c'est de s'astreindre à des régimes trop restrictifs » ?

Seul le Pr Apfelbaum eut véritablement le courage de ses opinions lorsqu'il déclara devant deux mille de ses collègues médusés au Congrès international de l'obésité d'Anvers en septembre 1993 : « Oui! Nous nous sommes collectivement trompés ! » Il faut dire qu'il abandonnait d'autant plus facilement la langue de bois qu'il partait à la retraite peu de temps après...

2

LES PARAMÈTRES ALIMENTAIRES

Si vous voulez parvenir à réaliser une véritable gestion de votre alimentation, ce qui est la clé de la maîtrise de votre poids, la première étape de votre formation consistera à apprendre à reconnaître les aliments qui sont couramment mis à votre disposition.

Il faut cependant vous avertir que le présent chapitre a forcément un caractère un peu technique. Mais rassurez-vous, il est assimilable par n'importe qui. Lorsque vous entreprenez l'apprentissage de n'importe quelle discipline (dans le sport par exemple), il vous faut franchir au préalable une étape incontournable qui consiste à assimiler la technologie de base. C'est à partir de là que vous pourrez progresser sérieusement par la suite.

Certaines informations qui sont données dans ce chapitre vous sembleront *a priori* déjà familières et peut-être serez-vous tenté d'en occulter la lecture. Redoublez au contraire d'attention, car on vous a raconté tellement de choses erronées dans le domaine de la nutrition qu'il vaut mieux que vous soyez méfiant.

Il faut avant tout savoir que les aliments sont composés de nutriments, c'est-à-dire de substances assimilables par l'organisme et destinées à le maintenir en vie. On peut les classer en deux catégories:

• *les nutriments énergétiques*, dont le rôle est à la fois de fournir de l'énergie et de servir de matière première à de nombreuses synthèses, pour la construction et la reconstruction de la matière vivante. Ils comprennent les protéines (ou protides), les glucides (ou hydrates de carbones) et les lipides (ou graisses).

• *les nutriments non énergétiques*, nécessaires à l'assimilation et au métabolisme des précédents, dont certains servent de catalyseur aux innombrables réactions chimiques qui les mettent en jeu. Ce sont les fibres, l'eau, les sels minéraux, les oligo-éléments, les vitamines.

LES NUTRIMENTS ÉNERGÉTIQUES

LES PROTÉINES

•••

Ce sont des substances organiques, d'origine animale ou végétale, qui forment la trame des structures cellulaires de l'organisme. Elles sont constituées de nombreux acides aminés qui sont leur élément de base.

Certains acides aminés peuvent être fabriqués par l'organisme. D'autres doivent en revanche être apportés par l'alimentation, car le corps ne sait pas les synthétiser.

ACIDES AMINÉS POUVANT ÊTRE FABRIQUÉS PAR L'ORGANISME	ACIDES AMINÉS DEVANT ÊTRE IMPÉRATIVEMENT APPORTÉS PAR L'ALIMENTATION
– L'alpha alanine	– L'isoleucine
– L'arginine	– La leucine
– L'acide aspartique	– La lysine
– La cystéine	– La méthionine
– L'acide glutamique	– La phénylalanine
– Le glycocolle	– La thréonine
– L'histidine	– Le tryptophane
– La nor leucine	– La valine
– La proline	
– La sérine	
– La tyrosine	

Les protéines peuvent avoir une double origine :
– *origine animale :* on les trouve dans les viandes, les abats, la charcuterie, les poissons, les crustacés, les œufs, le lait, les laitages et les fromages.
– *origine végétale :* on les trouve dans le soja, les algues (spiruline), les amandes, les noisettes, mais aussi dans les céréales et les légumineuses (haricots, lentilles...).

Une alimentation protéinée est indispensable :
– pour la construction des structures cellulaires et notamment des globules
– pour fabriquer certaines hormones et neuromédiateurs (thyroxine et adrénaline)
– comme source éventuelle d'énergie en cas de besoin
– pour l'entretien du système musculaire
– pour constituer les acides biliaires et les pigments respiratoires.

A part l'œuf, aucun aliment n'apporte un cocktail complet et équilibré d'acides aminés. L'absence d'un acide aminé indispensable peut donc constituer un « facteur limitant » de nature à gêner l'assimilation des autres. C'est pourquoi il est indispensable d'avoir à la fois une alimentation d'origine animale et végétale : une nourriture exclusivement constituée de végétaux conduirait forcément à un déséquilibre.

Un régime végétarien, qui comprend des œufs et des laitages, est en revanche tout à fait acceptable (voir Annexe II).

Un apport protéique reposant seulement sur la viande et les poissons serait carencé en lysine, ce qui pourrait gêner l'absorption des autres acides aminés.

La ration journalière minimale de protéines est d'environ 60 g chez l'enfant et 90 g chez l'adolescent. Un adulte devrait en consommer 1 g par kg de poids par jour, avec un minimum de 55 g/j chez la femme et de 70 g/j chez l'homme. Les sportifs de haut niveau qui souhaiteraient augmenter leur masse musculaire pourraient atteindre 2 g de protéines par kilo par jour.

En pratique, une personne de 80 kg devrait prendre chaque jour environ 40 g de protéines animales et 40 g de protéines végétales, qui pourraient, par exemple, se répartir de la manière suivante :

REPAS	ALIMENTS	PROTÉINES ANIMALES	PROTÉINES VÉGÉTALES
Petit-déjeuner	200 ml de lait	7	
	60 g de pain intégral		5
	15 g de cacao		5
Déjeuner	100 g de poisson	18	
	50 g de pâtes complètes		5
	1 yogourt	5	
Dîner	250 g de lentilles		20
	50 g de fromage à 0%	10	
	60 g de pain intégral		5
		40 g	40 g

Les protéines devraient représenter au minimum 15 % de notre ration alimentaire quotidienne.

Mais l'apport protéique peut, sans inconvénient, être plus important (1,2 à 1,5 g de protéines par kilo et par jour), à condition de boire suffisamment pour éliminer les déchets du métabolisme des protéines (acide urique, urée, acide lactique). Une augmentation de l'apport protéique peut être une aide efficace dans la phase d'amaigrissement, d'abord parce que sa métabolisation entraîne une dépense énergétique plus importante qu'avec d'autres nutriments, mais aussi parce qu'elle permet d'atteindre plus rapidement un niveau de satiété satisfaisant. Selon le Pr D. Tomé, « chez l'adulte, il semble que les capacités de régulation lui permettent de s'adapter à une large plage comprise entre 0,6 et 2 g/kg/j d'apport protéique sans répercussions apparentes majeures sur la santé. » (Chole-Doc n°45 Jan/Fév. 98).

LES GLUCIDES (OU HYDRATES DE CARBONE)

•••

Les glucides (encore appelés sucres) sont des molécules composées de carbone, d'oxygène et d'hydrogène. Ils sont métabolisés en glucose, qui constitue une source énergétique importante pour l'organisme, notamment parce qu'elle est rapidement mobilisable.

Classification

•

On peut distinguer plusieurs types de glucides en fonction de la complexité de leurs molécules.

• Glucides à une seule molécule (sucres simples) : le *glucose*, que l'on trouve dans le miel et les fruits, le *fructose*, que l'on trouve aussi dans le miel et les fruits et le *galactose* du lait.

• Glucides à deux molécules (sucres doubles) : le *saccharose* (sucre blanc extrait de la betterave ou de la canne à sucre) composé de glucose et de fructose ; le *lactose* (glucose et galactose), qui est le glucide du lait des mammifères ; le *maltose* (glucose et glucose), qui est le sucre principal de la bière, et qui est présent aussi dans le maïs.

• Glucides à plusieurs molécules (sucres complexes) : l'*amidon*, dont la molécule comprend des centaines de molécules de glucose, que l'on retrouve dans :

– les céréales (blé, maïs, riz)
– les tubercules (pomme de terre, igname, topinambour)
– les racines (rutabaga)
– les graines ou légumineuses (haricots, lentilles, pois, pois chiches, fèves, soja, quinoa).

La classification en sucres lents et sucres rapides est fausse !

On a longtemps classé les glucides en deux catégories bien distinctes, en fonction de ce que l'on pensait être leur délai d'assimilation par l'organisme : les sucres rapides d'une part, et les sucres lents de l'autre.

Sous la rubrique « sucres rapides » figuraient les sucres simples et les sucres doubles, tels que le glucose et le saccharose, que l'on trouve dans le sucre raffiné (de canne ou de betterave), le miel et les fruits. Cette appellation était fondée sur la croyance selon laquelle, eu égard à la simplicité de la molécule d'hydrate de carbone, leur assimilation par l'organisme se faisait rapidement, peu après l'ingestion.

Inversement, on mettait dans la catégorie des « sucres lents » tous les glucides dont la molécule complexe devait faire l'objet d'une transformation chimique en sucres simples (glucose) au cours de la digestion, ce qui est le cas notamment de l'amidon des féculents, dont la libération de glucose dans l'organisme se faisait, pensait-on, d'une manière lente et progressive.

Cette classification est aujourd'hui complètement dépassée, car elle correspond à une croyance *erronée*.

Les récentes expérimentations nous prouvent, en effet, que *la complexité de la molécule d'hydrate de carbone ne conditionne pas la rapidité avec laquelle le glucose est libéré et est assimilé par l'organisme.*

On constate désormais que le pic glycémique de tous les glucides (c'est-à-dire leur absorption maximale), pris isolément à jeun, survient dans le même laps de temps (environ une demi-heure après leur ingestion).

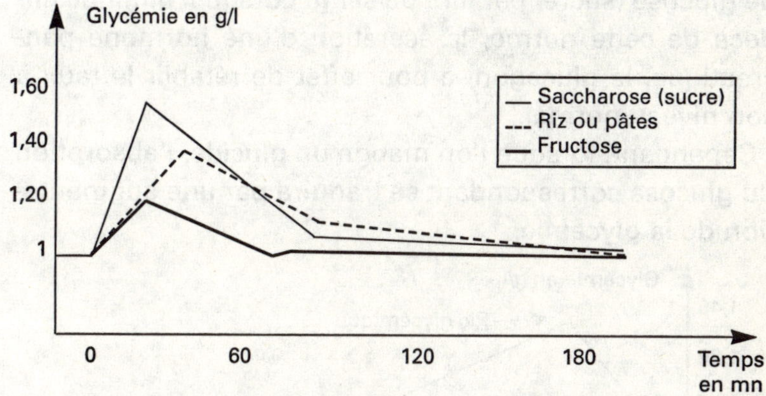

Aussi, plutôt que de considérer la vitesse d'assimilation, il convient d'étudier les glucides en fonction de l'augmentation de la glycémie qu'ils induisent, c'est-à-dire de la quantité de glucose produite.

Il est donc admis par tous les scientifiques (voir bibliographie) que la classification des glucides doit se faire désormais en fonction de *leur pouvoir hyperglycémiant*, défini par le concept d'index glycémique.

Mais pour bien comprendre la notion d'index glycémique, dont la maîtrise est l'un des fondements de la méthode Montignac, il convient d'abord de découvrir une notion essentielle : la glycémie.

Qu'est-ce que la glycémie ?

•

Rappelons d'abord que le glucose est une source importante de carburant pour l'organisme. Il est indispensable pour le fonctionnement du cerveau. C'est pourquoi il est en permanence présent dans le sang.

Cette présence est identifiée par ce que l'on nommera le taux de glycémie qui, à jeun, est « normalement » de 1 g de glucose (sucre) par litre de sang. Lorsqu'il diminue endeçà de cette norme, la sécrétion d'une hormone pancréatique, le glucagon, a pour effet de rétablir le taux à son niveau normal.

Cependant, lorsque l'on mange un glucide, l'absorption du glucose correspondant se traduira par une augmentation de la glycémie.

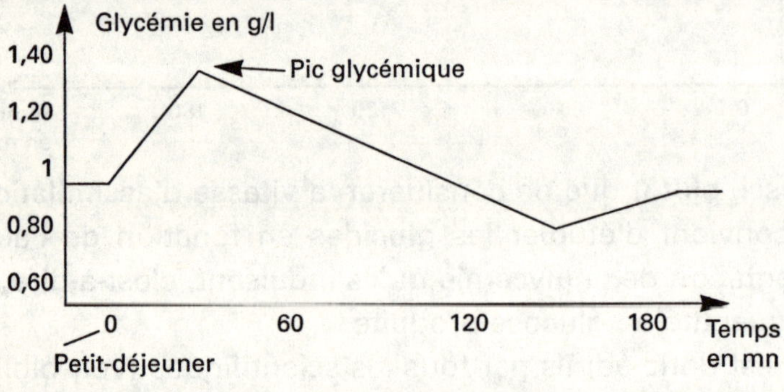

Dans un premier temps, la glycémie va augmenter (plus ou moins selon la nature du glucide) jusqu'à atteindre un maximum, que l'on appelle le pic glycémique. Le pancréas (organe majeur dans la régulation des processus métaboliques) va alors sécréter une autre hormone, l'insuline, dont l'objectif est de chasser le glucose excédentaire du sang pour le stocker ailleurs (foie, muscles), où il pourra être utilisé en cas de besoin.

C'est ainsi que dans un deuxième temps, sous l'effet de l'insuline, le taux de glycémie s'abaisse pour, dans un troisième temps, revenir à la normale.

L'index glycémique

•

Le pouvoir glycémiant de chaque glucide est défini par son amplitude glycémique et mesuré par l'index glycémique, mis au point dès 1976. Il correspond à la surface du triangle de la courbe d'hyperglycémie induite par le glucide ingéré.

On donne arbitrairement au glucose l'indice 100, qui représente la surface du triangle de la courbe d'hyperglycémie correspondante.

L'index glycémique des autres glucides est ainsi calculé selon la formule suivante :

Surface du triangle du glucide testé/Surface du triangle du glucose × 100

L'index glycémique est d'autant plus élevé que l'hyperglycémie induite par le glucide testé est forte.

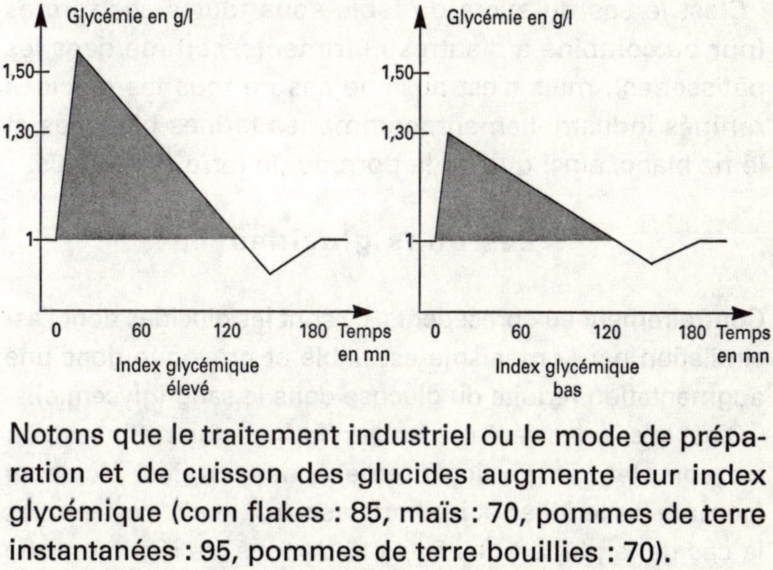

Notons que le traitement industriel ou le mode de préparation et de cuisson des glucides augmente leur index glycémique (corn flakes : 85, maïs : 70, pommes de terre instantanées : 95, pommes de terre bouillies : 70).

On sait par ailleurs que c'est non seulement la composition de l'amidon (rapport amylose/amylopectine), mais aussi la quantité de protéines et de fibres et la qualité des fibres de l'aliment glucidique qui font varier son index. Celui-ci devient ainsi faible ou élevé (pain très blanc, hamburgers : 85, pain blanc, baguette : 70, pain complet : 50, pain intégral : 40, riz blanc : 70, riz complet : 50).

Dans un souci de simplification, je propose donc de classer les glucides en deux catégories : « les bons glucides » (à index glycémique bas) et « les mauvais glucides » (à index glycémique élevé), car c'est cette distinction qui vous permettra dans les chapitres suivants de découvrir, entre autres, les raisons de votre embonpoint.

Les mauvais glucides

•

Ce sont tous les glucides dont l'assimilation provoque une forte augmentation de glucose dans le sang (hyperglycémie).

C'est le cas du sucre de table sous toutes ses formes (pur ou combiné à d'autres nutriments, comme dans les pâtisseries), mais c'est aussi le cas de tous les glucides raffinés industriellement, comme les farines blanches et le riz blanc, ainsi que de la pomme de terre et du maïs.

Les bons glucides

•

Contrairement aux précédents, ce sont les glucides dont l'assimilation par l'organisme est faible et provoque donc une augmentation réduite du glucose dans le sang (glycémie).

C'est le cas des céréales brutes (farines non raffinées), du riz complet, et particulièrement de certains féculents (comme les lentilles et les haricots secs), mais c'est surtout le cas de la plupart des fruits et de tous les légumes, que l'on classe aussi dans la catégorie des fibres alimentaires (poireau, chou, brocoli, chou-fleur, salade, haricots verts...) et qui contiennent tous une certaine quantité de glucides.

TABLEAU DES INDEX GLYCÉMIQUES

GLUCIDES À INDEX GLYCÉMIQUE ÉLEVÉ		GLUCIDES À INDEX GLYCÉMIQUE BAS	
Maltose (bière)	110	Riz complet (brun)	50
Glucose	100	Riz Basmati long	50
Pommes de terre au four	95	Petits pois en boîte	50
Pommes de terre frites	95	Patate douce	50
Farine de riz	95	Pâtes complètes (blé entier)	50
Amidons modifiés	95	Spaghettis al dente	45
Purée de pommes de terre	90	Petits pois frais	40
Chips	90	Céréales complètes sans sucre	40
Miel	85	Flocons d'avoine	40
Pain blanc (hamburger)	85	Haricots rouges	40
Carottes cuites	85	Jus de fruits frais sans sucre	40
Corn flakes, pop corn	85	Pumpernickel	40
Riz à cuisson rapide	85	Pain de seigle complet	40
Gâteau de riz	85	Pain 100% intégral	40
Riz soufflé	85	Haricots rouges	40
Fèves cuites	80	Glaces aux alginates	40
Potiron	75	Pâtes intégrales al dente	40
Pastèques	75	Figues, abricots secs	35
Sucre (saccharose)	70	Maïs indien	35
Pain blanc (baguette)	70	Riz sauvage	35
Céréales raffinées sucrées	70	Quinoa	35
Barres chocolatées	70	Carottes crues	30
P. de t. bouillies pelées	70	Laitages	30
Colas, sodas	70	Haricots secs	30
Biscuits	70	Lentilles brunes, jaunes	30
Maïs moderne	70	Pois chiche	30
Riz blanc	70	Autres fruits frais	30
Nouilles, ravioles	70	Haricots verts	30
Raisin sec	65	Vermicelle de soja	30
Pain bis	65	Marmelade s/s sucre	22
P. de t. cuites ds la peau	65	Lentilles vertes	22
Betteraves	65	Pois cassés	22
Confitures sucrées	65	Chocolat noir (>70% cacao)	22
Semoule raffinée	60	Fructose	20
Riz long	60	Soja, cacahuètes	15
Bananes, melon,	60	Abricot frais	15
Spaghetti blancs bien cuits	55	Légumes verts, tomates	<15
Biscuit sablé	55	Aubergines, courgettes, ail oignons...	

LES LIPIDES *(OU GRAISSES)*

•••

Ce sont des molécules complexes, plus couramment appelées les acides gras.

On distingue, selon leur origine, deux grandes catégories de lipides :

• *lipides d'origine animale :* ce sont les graisses contenues dans la viande, les poissons, le beurre, les œufs, le fromage, la crème fraîche, etc.

• *lipides d'origine végétale* : ce sont les huiles d'arachide, d'olives, de noix, les margarines, etc.

On peut aussi classer les lipides en trois catégories selon la nature de leurs acides gras :

• *les acides gras saturés,* que l'on trouve dans la viande, la charcuterie, les œufs et les laitages entiers (lait, beurre, crème, fromage) ;

• *les acides gras mono-insaturés,* que l'on trouve surtout dans l'huile d'olive, les graisses d'oie et de canard, le foie gras ;

• *les acides gras polyinsaturés végétaux* : huile de graines (de tournesol notamment), fruits oléagineux ; par hydrogénation d'un acide gras polyinsaturé, on le durcit, ce qui aboutit à la confection d'une margarine ;

• *les acides gras polyinsaturés animaux* qu'on trouve surtout dans les poissons, mais aussi les crustacés.

Les lipides sont nécessaires à l'alimentation. Ils fournissent de l'énergie stockable et disponible à tout moment en fonction des besoins de l'organisme. Ils président à la formation des membranes et des cellules et entrent dans la composition des tissus, principalement du système nerveux. Nous verrons ultérieurement qu'il faut faire la distinction entre les bonnes et les mauvaises graisses.

De plus, les aliments lipidiques contiennent de nombreuses vitamines (A, D, E, K) et des acides gras essentiels (acide linoléique et acide linolénique) et servent à l'élaboration de diverses hormones.

D'une manière générale, nous mangeons trop de *mauvaises* graisses. Les fritures, les beignets, les sauces inutiles et la cuisson avec du gras ont envahi notre alimentation, alors qu'on peut très bien faire une cuisine plus légère et tout aussi délicieuse, sans en abuser.

Certains lipides sont responsables d'un taux élevé de cholestérol sanguin, mais il existe en réalité deux types de cholestérol, le « bon » et le « mauvais », l'objectif étant de maintenir le cholestérol total à un taux normal, en tâchant de réunir toutes les conditions pour que le taux de bon cholestérol (HDL cholestérol) soit le plus élevé possible et le taux de mauvais cholestérol (LDL cholestérol) soit le moins élevé possible (voir chapitre 8). Il faut savoir que tous les lipides ne favorisent pas l'augmentation du « mauvais » cholestérol. Au contraire, il en est même certains qui ont tendance à le faire sensiblement diminuer.

En fait, pour être totalement objectif, il faut classer les graisses en trois catégories :

• *les graisses qui augmentent le cholestérol* : ce sont les graisses saturées que l'on trouve dans la viande, la charcuterie, le beurre, le fromage, le saindoux, les laitages entiers et l'huile de palme.

• *les graisses qui n'ont que peu d'action sur le cholestérol :* ce sont celles des crustacés, des œufs et des volailles (sans peau) ;

• *les graisses qui font baisser le cholestérol :* ce sont les huiles végétales (olive, colza, tournesol, maïs, etc.).

Quant aux graisses de poissons, elles n'interviennent pas réellement dans le métabolisme du cholestérol mais permettent une prévention des maladies cardio-vasculaires en faisant baisser les triglycérides et en évitant les thromboses. Il faut donc manger des poissons gras (saumon, thon, maquereau, hareng, sardine).

La méthode d'amaigrissement que je vous propose dans ce livre repose, essentiellement, sur le choix entre les « bons » et les « mauvais » glucides. Mais de la même manière, il vous sera recommandé de faire le choix entre les « bons » et les « mauvais » lipides, si vous avez tendance à avoir du cholestérol, pour vous prémunir à jamais contre un tel risque et pour prévenir les maladies cardio-vasculaires en général (voir chapitre 8).

LES NUTRIMENTS NON ÉNERGÉTIQUES

Les fibres alimentaires

Ce sont des substances contenues particulièrement dans les glucides à index glycémiques bas : légumes, légumineuses, fruits et céréales à l'état brut. On les trouve aussi dans les aliments dits complets.

Bien qu'elles n'aient *a priori* aucune valeur énergétique, les fibres alimentaires jouent un rôle extrêmement important dans la digestion. Elles diminuent notamment l'absorption des glucides, faisant ainsi baisser la glycémie.

Il existe deux types de fibres :

• les fibres *insolubles* (cellulose, hémi-cellulose), qui permettent un bon transit intestinal et dont l'absence (ou tout au moins l'insuffisance) est à l'origine de la plupart des constipations.

• les fibres *solubles* (gommes, pectines), qui limitent l'absorption digestive, des lipides notamment, diminuant ainsi le risque d'arthérosclérose.

Les aliments riches en fibres étant, d'autre part, riches en vitamines, en oligo-éléments[1] et en sels minéraux, leur insuffisance peut entraîner de graves carences.

Les fibres ont, d'autre part, l'avantage de limiter les effets toxiques de certaines substances chimiques, telles que les additifs et les colorants. Selon l'avis de gastro-entérologues, certaines fibres auraient le pouvoir de protéger le côlon et le rectum contre de nombreux risques, et notamment les cancers digestifs.

Depuis ces dernières décennies, l'augmentation du niveau de vie des pays industrialisés s'est traduit par une diminution importante de la consommation de fibres. Les Français consomment actuellement moins de 20 g de fibres par jour (les Américains moins de 10 g), alors que l'apport journalier souhaitable est de 30 à 40 g.

En 1925, la consommation en France de légumes secs (particulièrement riches en fibres) était de 7,3 kg par habitant par an. Elle n'est plus aujourd'hui que de 1,3 kg, c'est-à-dire 5,6 fois moins.

La base de la nourriture des Italiens a toujours été les pâtes. Mais il y a encore trente ans, l'essentiel de leur nourriture était constitué de légumes (riches en fibres) et de pâtes complètes, c'est-à-dire ayant été faites avec des farines brutes contenant les fibres du blé. Aujourd'hui, avec l'augmentation du niveau de vie, la viande a le plus souvent remplacé les légumineuses et les légumes. Et les pâtes sont fabriquées avec des farines blanches raffinées, c'est-à-dire dont on a enlevé les fibres. C'est cette situa-

1. Métaux ou métalloïdes présents à dose infinitésimale dans le corps humain et qui sont nécessaires comme catalyseurs pour certaines réactions chimiques de l'organisme.

tion qui selon les autorités médicales de ce pays explique, désormais, non seulement l'augmentation de l'obésité, mais aussi et surtout la prolifération alarmante des cancers digestifs[2].

SOURCES DES FIBRES

et leur concentration pour 100 g d'aliments

PRODUITS CÉRÉALIERS	LÉGUMES SECS	FRUITS SECS OLÉAGINEUX
Son 40 g Pain intégral13 g Farine complète 9 g Riz complet 5 g Riz blanc1 g Pain blanc 2,5 g	Haricots secs 25 g Pois cassés 23 g Lentilles 12 g Pois chiches 2 g	Noix de coco sèche 24 g Figues sèches 18g Amandes 14 g Raisins secs 7 g Dattes 9 g Cacahuètes 8 g
LÉGUMES VERTS		FRUITS FRAIS
Petits pois cuits 12 g Persil l9 g Epinards cuits 7 g Mâche 5 g Artichaut 4 g	Poireaux 4 g Chou 4 g Radis 3 g Champignons 2,5 g Carottes 2 g Laitue 2 g	Framboise 8 g Poire avec peau 3 g Pomme avec peau 3 g Fraise 2 g Pèche 2 g

Il a été démontré que les fibres ont indirectement une action bénéfique sur l'obésité. Leur introduction dans l'alimentation a pour effet de faire baisser la glycémie ainsi que l'insulinémie, c'est-à-dire le taux d'insuline dans le sang, qui est, comme nous le verrons dans le chapitre suivant, l'outil de stockage des graisses en excès. Les schémas ci-dessous montrent bien que l'association de fibres dans la consommation d'un glucide à index glycémique élevé entraîne une baisse de la glycémie et une diminution de l'insulinémie.

2. Voir les publications du Pr.Giacosa, chef du service Nutrition du Centre national de recherche sur le cancer de Gênes.

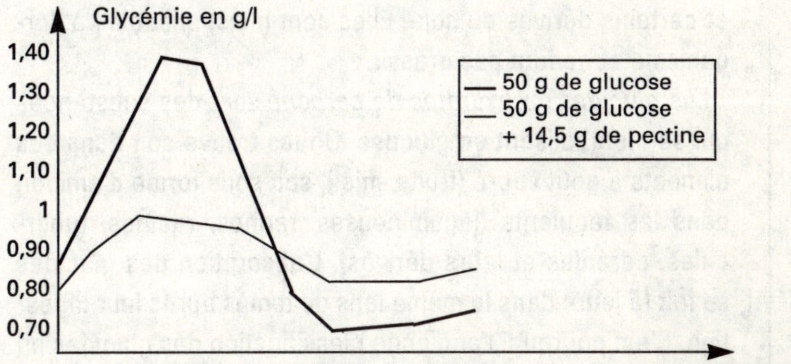
Glycémie en g/l
1,40
1,30
1,20
1,10
1
0,90
0,80
0,70
50 g de glucose
50 g de glucose
+ 14,5 g de pectine
60
120
180
300
Temps
en mn

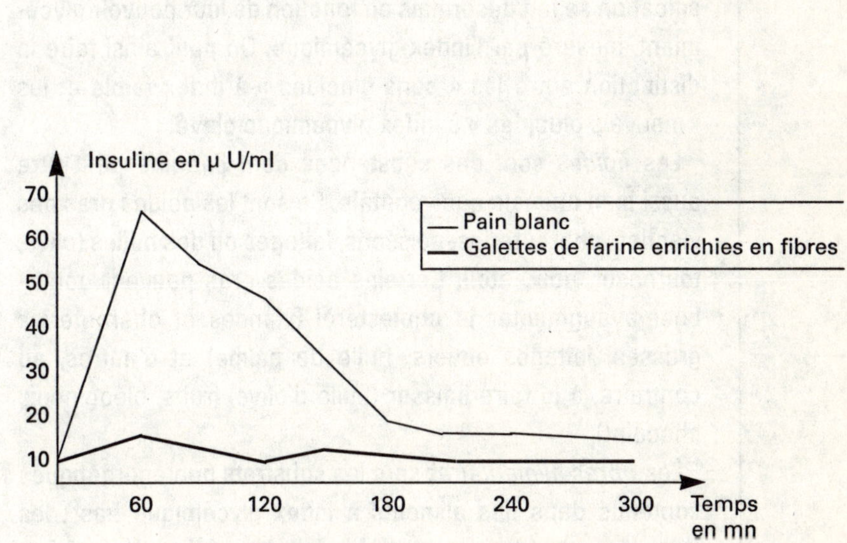
Insuline en µ U/ml
70
60
50
40
30
20
10
Pain blanc
Galettes de farine enrichies en fibres
60
120
180
240
300
Temps
en mn

RÉSUMÉ

Les *protéines* sont des substances contenues dans de nombreux aliments d'origine animale et végétale. On les trouve dans la viande, le poisson, les œufs, les laitages (mêmes écrémés), les légumineuses, les aliments complets et certains dérivés du soja. Elles sont indispensables à l'organisme et ne font pas grossir.

Les *glucides* ou *hydrates de carbone* sont des substances qui se métabolisent en glucose. On les trouve soit dans des aliments à goût sucré (fruits, miel), soit sous forme d'amidon dans les féculents (légumineuses, farines, racines, tubercules, céréales et leurs dérivés). L'absorption des glucides se fait (à jeun) dans le même laps de temps après leur ingestion. C'est pourquoi l'ancienne classification des glucides en sucres « lents » et sucres « rapides » est erronée. Leur classification se fait désormais en fonction de leur pouvoir glycémiant, mesuré par l'index glycémique. On peut ainsi faire la distinction entre les « bons glucides » à index faible et les « mauvais glucides » à index glycémique élevé.

Les *lipides* sont des substances dont l'origine peut être aussi bien animale que végétale. Ce sont les acides gras des viandes, charcuteries, poissons, laitages ou des huiles (olive, tournesol, noix, etc.). Certains acides gras peuvent contribuer à augmenter le cholestérol (viandes et charcuteries grasses, laitages entiers, huile de palme) et d'autres, au contraire, à le faire baisser (huile d'olive, fruits, oléagineux, chocolat).

Les *fibres alimentaires* sont les substrats non énergétiques contenus dans des aliments à index glycémique bas : les légumes verts (salades, endives, poireaux, épinards, haricots verts...), mais certains légumes secs, les fruits et les céréales à l'état brut en contiennent aussi en quantité importante. Leur consommation doit être importante compte tenu de leur intérêt nutritionnel et de leur aide dans l'amaigrissement.

3

COMMENT FABRIQUE-T-ON LES KILOS EN TROP ?

Nous avons vu dans le chapitre 1 que la diététique traditionnelle s'était trompée en pensant que le facteur énergétique était responsable de la prise de poids. Les nutritionnistes et autres diététiciens ont cru en effet que l'organisme humain fonctionnait comme une vulgaire chaudière, avec d'un côté des apports énergétiques (fournis par l'alimentation) et de l'autre des dépenses d'énergie entraînées par le fonctionnement thermique du corps humain.

On a ainsi pensé pendant longtemps que si certaines personnes étaient trop grosses, c'est parce qu'elles mangeaient trop ou qu'elles ne faisaient pas assez d'exercice physique.

Vous allez donc découvrir dans ce chapitre pourquoi cette hypothèse est fausse. Vous allez notamment comprendre que *les kilos en trop* correspondent essentiellement à de *l'énergie anormalement stockée du fait de certains mécanismes métaboliques mis en œuvre par le mauvais choix des aliments.*

Vous réaliserez ainsi que c'est plus le *facteur qualitatif* de l'aliment que le facteur quantitatif qui est en jeu dans la prise de poids. Les gens grossissent donc non pas forcément parce qu'ils mangent trop, mais surtout parce qu'ils mangent mal.

La piste de l'hyperinsulinisme

•

Depuis 1979, des chercheurs en nutrition ont clairement démontré le processus technique (métabolique) de la constitution de la prise de poids.

Tous ont conclu en effet que « dans toutes les obésités existe un hyperinsulinisme, quels que soit l'espèce ou le mécanisme[3] ». Et toutes les études montrent bien que cet hyperinsulinisme est proportionnel à l'importance de la surcharge pondérale. Il est cependant plus important dans l'obésité androïde (au-dessus de la ceinture) que dans l'obésité gynoïde (du bas du corps).

En d'autres termes, cela signifie que quelqu'un qui n'a que cinq à dix kilos en trop est moyennement hyperinsulinique, et que quelqu'un qui est obèse est fortement hyperinsulinique. On pourra donc logiquement en conclure que la seule vraie différence entre un mince et un gros c'est que le gros est hyperinsulinique et que le mince ne l'est pas.

Imaginons le cas de deux personnes qui vivent ensemble et qui mangent tous les jours exactement la même chose en quantité énergétique égale. Si au bout de plusieurs années, l'une est grosse et l'autre pas, il n'y a qu'une seule vraie explication : celle qui est grosse souffre d'hyperinsulinisme et l'autre pas.

Pour comprendre ce qu'est l'hyperinsulinisme, il faut d'abord découvrir ce qu'est l'insuline. Vous avez redécouvert dans le chapitre précédent ce qu'était la glycémie : c'est le taux de glucose (sucre) que l'on a dans le sang. Comme nous l'avons précisé, le niveau normal de la glycémie à jeun est d'environ 1 g par litre de sang.

Nous avons vu aussi que lorsque ce niveau baisse (hypoglycémie), un organe très important dans la régula-

---

3. Jeanrenaud B. Insulin and obesity, *Diabetologia* 1979, 17, 133-138.

tion des processus métaboliques, le pancréas, va sécréter une hormone, le glucagon, dont le rôle sera de déclencher un réapprovisionnement en glucose du sang. Le glucagon remonte donc le niveau de la glycémie.

Mais lorsque le niveau de la glycémie augmente (hyperglycémie), ce qui est le cas après un repas, notamment si on a mangé des glucides, le pancréas va sécréter une autre hormone, l'*insuline*, dont le rôle sera de *faire baisser la glycémie*.

Or, la quantité d'insuline nécessaire pour ramener la glycémie à sa valeur normale est *proportionnelle à l'importance de la glycémie*. En d'autres termes, si la glycémie est faible, la sécrétion d'insuline sera faible, si la glycémie est très élevée, la sécrétion d'insuline sera forte.
C'est en fait exactement ce qui se passe chez une personne mince : la dose d'insuline que sécrète son pancréas est toujours exactement proportionnelle à l'importance de la glycémie.

En revanche, chez la personne qui souffre de surcharge pondérale et *a fortiori* chez l'obèse, les choses se passent différemment.

Dès que le pic de glycémie sera atteint, le pancréas va bien déclencher la sécrétion d'insuline, mais au lieu d'envoyer dans le sang l'exacte quantité nécessaire pour ramener la glycémie à la normale, ce pancréas va en sécréter beaucoup trop.

« Faire de l'hyperinsulinisme », c'est donc avoir un pancréas qui sécrète de l'insuline d'une manière disproportionnée par rapport à l'importance de la glycémie.

Et si l'hyperinsulinisme est responsable de la prise de poids, c'est que l'on a pu démontrer par ailleurs[4] qu'il met en œuvre des mécanismes métaboliques (lipogé-

4. Creff, Herschbergad, *Obésités*, Ed Masson (1988).

nèse) qui vont conduire l'organisme à *stocker anormalement* une partie des graisses consommées au dernier repas.

Ces graisses ainsi piégées et mises d'office en stock auraient en fait, en l'absence d'hyperinsulinisme, suivi un autre processus métabolique qui aurait eu plutôt pour effet de les oxyder et de les faire utiliser d'une manière préférentielle par l'organisme.

Voilà pourquoi on dit d'un maigre qu'il « brûle » toute l'énergie qu'il consomme, celle des graisses notamment. On dira au contraire de l'obèse qu'il a une plus grande propension à stocker les graisses que le mince, du fait de son hyperinsulinisme et aussi d'une éventuelle insulinorésistance (voir encadré).

L'hyperinsulinisme est donc, sinon une maladie, du moins un trouble du métabolisme. Les gros et les obèses ne seraient en fait que des individus dont le pancréas souffrirait d'un dysfonctionnement plus ou moins important.

Lorsque ceci fut découvert au début des années 80, les chercheurs pensèrent (ce qu'ils croient toujours pour la plupart encore aujourd'hui) que si quelqu'un était hyperinsulinique, c'était la faute à « pas de chance », c'est-à-dire qu'ils mettaient en cause l'hérédité. C'est pourquoi le seul conseil concret qui était donné aux gros et aux obèses, c'était de maigrir. Car les mêmes chercheurs avaient remarqué que l'hyperinsulinisme disparaissait avec les kilos.

UN FACTEUR AGGRAVANT : L'INSULINORÉSISTANCE

Chez l'obèse, l'hyperinsulinisme est aggravé par le phénomène de l'insulinorésistance. En réaction à l'hyperglycémie, la pancréas sécrète, comme nous l'avons vu, une dose importante d'insuline. Or, cette quantité d'insuline, bien qu'excessive, est mal reconnue par l'organisme, sans doute parce que la sensibilité des récepteurs est défectueuse.

Comme l'hyperglycémie persiste anormalement, le pancréas a tendance à s'affoler et sécrète alors une nouvelle dose d'insuline, qui ne fait qu'aggraver l'hyperinsulinisme. Il se crée ainsi un véritable cercle vicieux dans lequel l'hyperinsulinisme entretient l'insulinorésistance. Outre la conséquence que l'on sait sur le stockage des graisses, il existe, du fait de l'insulinorésistance, un risque supplémentaire d'une hypoglycémie réactionnelle.

C'est d'ailleurs ce qui fit croire à certains que l'hyperinsulinisme n'était que la conséquence de l'embonpoint et de l'obésité, lesquels n'étaient dus qu'à une consommation énergétique excessive et une insuffisance de dépense.

La conclusion pour tous ces « spécialistes » était donc simple (sinon simpliste) : « Le seul moyen de supprimer l'hyperinsulinisme, c'est de maigrir, et pour maigrir, il convient de réduire l'apport calorique global, et d'augmenter la dépense physique »[5].

Autant dire qu'avec une vision aussi étroite et manichéenne, la découverte de la piste de l'hyperinsulinisme ne permettait pas d'y voir beaucoup plus loin.

5. Dr J. Fricker, Le métabolisme de l'obésité, *La Recherche,* 1989, 20, 207, 200-208.

L'autre hypothèse

•

À la lumière des découvertes que j'avais faites chez les chercheurs en diabétologie sur la nouvelle classification des glucides selon leur index glycémique, j'abordais le problème sous un angle différent.

Contrairement à ceux qui avaient conclu que l'hyperinsulinisme n'était que la conséquence de l'obésité, je formulais pour ma part l'hypothèse que c'était plutôt l'obésité qui était la conséquence de l'hyperinsulinisme. En d'autres termes, *l'hyperinsulinisme était bien la cause et non la conséquence de la prise de poids.*

Car il convenait de faire un constat : si, comme je l'avais observé sur moi-même, la consommation de glucides à index glycémiques bas stoppait la prise de poids (et déclenchait même l'amaigrissement), c'est qu'elle diminuait (voire supprimait) sa cause : l'hyperinsulinisme.

L'hypothèse que l'on pouvait édifier à partir de ce constat était alors la suivante : l'obésité ne peut être que la conséquence de l'hyperinsulinisme. Mais l'hyperinsulinisme est lui même la conséquence de fortes hyperglycémies. Et les fortes hyperglycémies sont à leur tour la conséquence d'une consommation excessive de glucides à index glycémiques élevés.

En d'autres termes, et en « redescendant la cascade », on peut affirmer que c'est la consommation de glucides à index élevé qui est indirectement (*via* l'hyperglycémie et l'hyperinsulinisme) responsable de la prise de poids en favorisant le stockage des lipides ainsi que de l'excès de glucose qui est transformé en graisses. L'hyperinsulinisme est bien le « catalyseur » de l'obésité.

Pour prévenir (voire supprimer) la surcharge pondérale, il suffit donc d'agir sur la cause initiale, c'est-à-dire changer les habitudes alimentaires en adoptant une alimentation où les glucides sont exclusivement choisis parmi ceux dont les index glycémiques sont bas.

La résultante glycémique du repas

•

Depuis les années 80, de très nombreuses études ont été faites sur les index glycémiques dans le cadre des recherches en diabétologie.

Ces travaux nous permettent aujourd'hui d'avoir une bonne maîtrise des différents phénomènes métaboliques qui apparaissent en fonction du choix des glucides.

Nous savons notamment que l'index glycémique d'un glucide peut varier en fonction de plusieurs paramètres :

• *la variété de l'espèce* : certains riz par exemple (basmati notamment) peuvent avoir un index bas (50) alors que d'autres (riz glutineux) ont un index glycémique élevé (70).

• *la cuisson :* les carottes crues ont un index bas (35) alors que cuites, il est de 85. Quant aux pommes de terre, leur index augmente en fonction du type de cuisson qu'elles subissent : 65 si elles sont cuites à l'eau dans leur peau, 70 si elles sont pelées avant la cuisson, 90 si elles sont transformées en purée, et 95 si elles sont cuites au four ou frites.

• *le traitement industriel ou le processus de transformation* : le maïs classique a un index de 70, mais il augmente à 85 par sa transformation en corn flakes ou en pop corn. Les pâtes blanches pastifiées à haute pression, comme les spaghetti, ont un index glycémique bas (40 à 45 en fonction de la cuisson) alors que les ravioles ou les macaronis qui ne sont pas pastifiés ont un index élevé (70).

• *le contenu en fibres et en protéines* : les lentilles, qui contiennent des fibres (solubles notamment) et des protéines, ont un index glycémique très bas (22 à 30) comparé à un autre féculent comme la pomme de terre. De même, le soja, qui a un contenu élevé en protéines, a un index glycémique très bas.

Un repas est généralement complexe, en ce sens qu'il est composé de l'addition d'aliments variés. Certains peuvent faire monter la glycémie, d'autres au contraire contribuent à la modérer. Ce qui est important, c'est donc la *résultante glycémique* du repas. Car c'est elle qui induira le niveau de l'hyperglycémie finale et indirectement (si celle-ci est élevée), l'hyperinsulinisme qui sera responsable du stockage anormal des graisses.

La dérive des habitudes alimentaires de notre société

•

Nous avons découvert dans les paragraphes précédents que la cause originelle de la prise de poids est l'ingestion de glucides à index glycémique élevé, qui induit un stockage anormal des graisses consommées. Mais nous pouvons légitimement nous demander comment certaines personnes qui, pourtant, mangent des glucides à index glycémique élevé tous les jours peuvent rester idéalement minces. La réponse est simple : c'est parce que leur pancréas, qui est (toujours) en bon état, ne souffre pas (encore) d'hyperinsulinisme.

Mais peut-on penser pour autant que l'on puisse rester mince toute sa vie en continuant à manger une alimentation hyperglycémiante ? C'est possible en effet, mais de moins en moins probable, vous allez voir pourquoi.

Certaines personnes peuvent en effet rester minces toute leur vie alors qu'elles ont de mauvaises habitudes alimentaires. Cela veut dire qu'à leur naissance, elles avaient un pancréas en très bon état et, malgré les fortes hyperglycémies qu'elles ont induites toute leur vie en consommant des mauvais glucides, leur pancréas a été assez résistant pour ne pas faire d'hyperinsulinisme.

D'autres personnes (et c'est le plus grand nombre) avaient aussi au départ un pancréas en bon état, qui leur a permis de rester mince pendant de nombreuses années malgré leurs mauvaises habitudes alimentaires. Et puis, vers 30 ou 35 ans et surtout après la quarantaine, elles ont commencé à prendre du poids. Certaines deviennent même obèses et diabétiques sur leurs vieux jours.

Cela signifie que leur pancréas a résisté pendant plusieurs décennies mais que, du fait de l'hypersollicitation dont il a fait l'objet, jour après jour, année après année, pour faire face aux hyperglycémies permanentes, il s'est finalement complètement déréglé, un peu comme un moteur qui au fur et à mesure des mauvais traitements qu'on lui fait subir, fonctionne de plus en plus mal.

Et puis, il y a ceux (dont je faisais partie) qui sont arrivés sur Terre avec un pancréas qui était déjà en mauvais état. C'est pourquoi on mettra logiquement cette déficience sur le compte de l'hérédité. Il est vrai que lorsque l'on a des parents obèses (donc hyperinsuliniques), la probabilité pour que l'on ait un pancréas fragile est forte. Elle est quasi-certaine en tout cas si le mode alimentaire adopté dès le plus jeune âge est fortement hyperglycémiant.

En 1997, l'Organisation mondiale de la santé a dénoncé, comme nous l'avons vu, l'épidémie mondiale d'obésité. Jusqu'alors, on pensait que seuls les Américains avaient un problème de poids excessif. On a donc pris conscience que l'obésité s'était généralisée dans les pays occidentaux. Mais le plus surprenant, c'est que tous les pays de la planète sont désormais concernés par ce que l'on pourrait considérer comme une véritable contamination.

Toujours en 1997, une grande étude a montré aux Etats-Unis[6] que l'obésité a paradoxalement augmenté de 31 % ces dix dernières années, alors que pendant la même période, la moyenne des apports énergétiques avait diminué, que la consommation de graisses avait chuté de 11 % et que le nombre de personnes consommant des produits allégés était passé de 19 à 76 %.

Cette enquête démontre bien que la cause de la prise de poids est indépendante des quantités caloriques ingérées, puisque ces dernières ont même sérieusement diminué. Elle tendrait donc à confirmer que c'est plutôt la dégradation de la qualité nutritionnelle de l'alimentation moderne qui serait à l'origine de cette situation.

Si l'on observe attentivement le tableau des index glycémiques (page 55), on remarque que tous les aliments de la colonne de gauche, c'est-à-dire ceux ayant un *index glycémique élevé* sont des aliments soit raffinés (farines, sucre, riz blanc), soit *transformés industriellement* (corn flakes, riz soufflé, amidons modifiés, barres chocolatées...), soit des aliments « nouveaux », c'est-à-dire qui ne sont régulièrement consommés que depuis moins de deux siècles, comme les pommes de terre, les farines blanches ou encore le sucre.

Or, il faut bien admettre que tous ces aliments sont précisément ceux qui sont majoritairement consommés aujourd'hui dans la plupart des pays occidentaux et qui progressivement, dans le cadre de la mondialisation, envahissent les habitudes alimentaires des autres pays.

Inversement, si l'on observe la colonne de droite du tableau, c'est-à-dire celle des index glycémiques bas, force est de constater que les aliments qui y sont listés

6. Adrian F. Heini *Divergent trends in Obesity and fat intake pattern* "The American paradox" Am.J.Med.1997 ;102 : 259-264.

correspondent pour la plupart soit à des aliments qui ne sont plus guère consommés de nos jours (pain intégral, céréales complètes, farines non raffinées, riz complet...) soit à des aliments dont la consommation est de plus en plus rare (lentilles, haricots secs, pois cassés, pois chiches) ou encore trop faible (fruits, légumes verts...). Or ce sont tous des aliments qui étaient majoritairement consommés autrefois il y a même seulement une cinquantaine d'années.

Fort de ce constat, il convient donc de prendre conscience que l'alimentation, autrefois (il n'y a encore que quelques décennies), était essentiellement composée d'aliments *peu glycémiants,* c'est à dire dont l'index glycémique était bas. La résultante glycémique des repas étant faible, les pancréas de nos ancêtres étaient peu sollicités dans leur fonction insulinique et le risque de faire de l'hyperinsulinisme était donc faible.

C'est d'ailleurs ce qui explique le fait qu'il n'y avait qu'une très faible minorité d'obèses au début du XXe siècle dans les pays occidentaux (moins de 3 % contre 20 à 33 % aujourd'hui) et que 10 à 20 % seulement de la population avaient une simple surcharge pondérale, contre 30 à 65 % aujourd'hui, selon les pays.

Inversement, les habitudes alimentaires modernes privilégient les aliments à index glycémique élevé. La résultante glycémique des repas de nos contemporains est donc particulièrement haute, ce qui a pour conséquence de stimuler d'une manière excessive le pancréas et de conduire progressivement à une hypersécrétion d'insuline, l'hyperinsulinisme.

Alors que l'alimentation a été globalement d'une nature glycémiante identique pendant des millénaires, il s'est produit depuis le début du XXe siècle une véritable dérive des habitudes alimentaires dans les pays occidentaux.

Nous sommes en effet passés progressivement d'un mode alimentaire peu glycémiant à un mode alimentaire fortement hyperglycémiant.

Sous l'effet d'une alimentation de plus en plus hyperglycémiante, les pancréas de nos contemporains ont donc été de plus en plus sollicités. Les plus sensibles se sont rapidement déréglés en faisant de l'hyperinsulinisme. Mais progressivement, la proportion de ceux qui pouvaient résister est devenue de plus en plus faible, ce qui fait que la population des gros et des obèses n'a cessé de progresser.

Selon une étude prospective réalisée en 1997, si nous faisons une projection de la progression de ces trente dernières années, l'obésité sera quasi générale dans tous les pays du monde dans moins de cinquante ans.

Le modèle alimentaire américain

•

Nous avons déjà mentionné que c'est aux États-Unis que l'obésité est la plus sévère dans le monde : trois fois plus qu'en France notamment.

Examinons rapidement les composantes principales du mode alimentaire américain, et particulièrement celles qui relèvent du *fast-food,* qui représentent l'essentiel de leurs habitudes alimentaires.

Les Américains consomment majoritairement :

– *des farines blanches hyperraffinées* (index 85), que l'on trouve dans les hamburgers, hot-dogs, sandwichs, cookies, crackers...

– *du sucre* (index 70), que l'on trouve aussi bien dans les aliments industrialisés (conserves, moutardes, ketchups, crackers, cookies, plats cuisinés...) que dans les boissons (sodas, jus de fruits, ice-tea, boissons au cola...).

– *des pommes de terre* consommées essentiellement en friture (index 95).

– du maïs moderne consommé brut (index 70) ou transformé en corn flakes ou pop corn (index 85).
– *du riz blanc* à haut rendement (index 70) ou transformé en galettes de riz soufflé (index 85) ou en gâteau de riz (index 85).

Sans compter qu'ils boivent de préférence de la bière (index 110) et consomment majoritairement des aliments précuisinés et industrialisés, qui contiennent tous du sirop de glucose (index 100), des maltodextrines (index 100) et des amidons modifiés (index 95).

On peut donc facilement en déduire qu'il y a une corrélation étroite entre le mode alimentaire américain et les pathologies métaboliques qui en sont la conséquence indirecte : l'obésité et le diabète. Il est intéressant d'ailleurs de remarquer que c'est parmi les couches sociales les moins favorisées aux États-Unis que l'obésité est la plus sévère. Or, c'est précisément parmi ces populations que la proportion des aliments hyperglycémiants listés ci-dessus est la plus importante dans leur alimentation. Inversement, plus les Américains sont financièrement favorisés, plus ils ont tendance à manger une nourriture plus traditionnelle, et moins ils sont victimes de l'obésité.

La fin du modèle français

La population française est, encore aujourd'hui, celle dont la courbe de poids moyen est la plus basse du monde occidental. En d'autres termes, il y a de plus en plus de gros et d'obèses en France, mais leur progression est inférieure à ce qu'elle est dans les pays anglo-saxons.

Il suffit d'examiner le mode alimentaire français pour comprendre pourquoi. La raison est sans doute liée au fait que les habitudes alimentaires françaises ont mieux résisté, du fait de leurs fortes traditions, à la mondialisation du mode alimentaire nord-américain. Cependant, les jeunes Français ont, eux, beaucoup moins bien résisté que leurs parents. C'est pourquoi le nombre d'obèses dans cette catégorie a progressé depuis vingt ans de manière alarmante.

On peut donc craindre que dans deux ou trois générations, l'ensemble de la population française soit aussi hyperinsulinique (donc obèse) que celle des pays anglo-saxons.

En conclusion, nous pouvons donc dire, pour répondre au titre de ce chapitre, que c'est en consommant majoritairement des glucides à index glycémique élevé (associés à la prise de graisses) que l'on fabrique les kilos en trop.

Nous allons voir dans le chapitre suivant comment nous pouvons nous en débarrasser à jamais. Ce sera en fait l'objet de l'application de la méthode Montignac.

4

LA MÉTHODE – PHASE I – LA PERTE DE POIDS

Dans les chapitres précédents, vous avez découvert que contrairement à ce que les nutritionnistes ont cru et nous ont dit depuis plus d'un demi-siècle, le contenu énergétique des aliments n'est pas déterminant dans la prise de poids.Si l'on grossit, et à plus forte raison si l'on devient obèse, ce n'est pas parce que l'on mange trop, mais parce que l'on mange mal.

En d'autres termes, les kilos en trop sont le résultat de mauvais choix alimentaires qui ont pour conséquence de déclencher des mécanismes métaboliques pervers conduisant au stockage anormal des graisses de réserve.

L'application de la méthode consistera donc à modifier nos habitudes alimentaires en recentrant nos choix sur les aliments qui ont un potentiel métabolique positif. C'est essentiellement ce que nous ferons en Phase II, qui est la phase de croisière où les choix alimentaires nous permettront surtout de prévenir la prise de poids.

Personne ne vous empêche d'ailleurs d'aborder la méthode en commençant directement par la Phase II. Les témoignages de milliers de personnes nous permettent en effet d'affirmer que vous pourriez ainsi vous débarrasser de vos kilos en trop, mais que cela pourrait demander beaucoup plus longtemps pour y parvenir, surtout si vous avez une surcharge importante à éliminer.

Si vous êtes impatient de vous débarrasser à jamais de votre poids excédentaire, je vous propose donc de commencer par l'application des principes de la Phase I, qui est la phase d'amaigrissement proprement dite. Elle aura le mérite d'apurer les erreurs alimentaires de votre passé et de remettre définitivement votre métabolisme dans le droit chemin.

La première chose à faire quand on commence à mettre en œuvre un projet et, qui plus est, un projet ambitieux, c'est de se fixer un objectif. Pour cela vous pourrez vous aider des informations du chapitre 12 sur le calcul du BMI.

Il vous faut donc déterminer le poids que vous avez en trop, mais sachez que chaque organisme est animé d'une sensibilité particulière. Et puis, il faut aussi tenir compte d'autres facteurs : le sexe, l'âge, le passé alimentaire, l'historique diététique, l'hérédité.

C'est pourquoi il est difficile de dire combien de kilos vous allez pouvoir perdre par semaine. Pour certains, ce sera un kilo, pour d'autres un peu moins. Encore que dans de nombreux cas, il pourrait y avoir une chute importante au début, puis une diminution plus lente. Ne soyez donc pas inquiet si c'est plus long pour vous que pour une autre personne de votre entourage.

Peut-être avez-vous déjà une idée plus ou moins précise de ce que vous souhaiteriez perdre. Je sais par expérience que pour bon nombre d'entre vous, si vous pouviez vous débarrasser de 4 ou 5 kg (alors que vous en avez peut-être 10 ou 12 de trop), vous seriez déjà très heureux.

Je vous encourage, pour ma part, à être plus exigeant que cela. Vous êtes sans doute ambitieux dans votre vie personnelle et professionnelle. Soyez-le aussi pour votre ligne.

LES ALIMENTS SOUS HAUTE SURVEILLANCE

Le principe fondamental de la méthode consiste à faire en sorte que la résultante glycémique des repas soit la plus basse possible, tout en continuant à avoir une alimentation équilibrée et ainsi à consommer normalement des glucides. Ces derniers seront en revanche choisis en fonction de leur incidence sur la glycémie.

Mais avant d'apprendre à faire les bons choix, voyons en détail pourquoi il importe de se méfier de certains glucides.

Le sucre

C'est l'un des champions de la catégorie des « mauvais glucides ». Le sucre devrait toujours être accompagné du symbole du danger. Car c'est en effet *un produit qui peut être dangereux* quand on en fait une consommation importante, ce qui est le cas malheureusement de la plupart de nos contemporains, et notamment des enfants.

Je lui ai consacré un chapitre entier car il est indispensable que vous soyez à jamais convaincu de son rôle néfaste dans l'alimentation et de ses conséquences, non seulement sur les kilos en trop, mais aussi et surtout au niveau de la fatigue (voir chapitre sur l'hypoglycémie), du diabète, des caries dentaires et des maladies coronariennes.

Certains d'entre vous sont peut-être troublés par ces affirmations en pensant que le sucre est indispensable. Eh bien non, il ne l'est pas ! Preuve en est que pendant des dizaines de milliers d'années, l'homme n'en avait pas à sa disposition et ne s'en portait pas plus mal, bien au contraire.

Le sucre, il y a moins de deux siècles, était encore un produit de luxe peu accessible à la majorité de la population. Aujourd'hui, il fait peut-être indirectement autant de ravages que l'alcool et la drogue réunis, compte tenu de sa surconsommation.

Mais alors, vous demandez-vous, si l'on supprime totalement le sucre, comment va-t-on pouvoir maintenir dans le sang le taux minimal indispensable ? Bonne question !

Sachez alors, comme cela a été précisé dans les chapitres précédents, que l'organisme a besoin de glucose (qui est un substrat énergétique), et non pas de sucre. Les fruits, les aliments complets, les légumineuses et les céréales, notamment, apportent ce glucose. Et en l'absence transitoire de glucides (comme pendant certaines épreuves sportives), l'organisme sait recourir à d'autres formes d'énergie dont il a besoin, à partir des graisses de réserve par exemple. Ne consommez donc plus de sucre !

De deux choses l'une, ou bien au début vous pouvez vous en passer et je vous en félicite, ou bien vous devrez le remplacer transitoirement par un édulcorant de synthèse (voir chapitre 9).

LE PAIN

Le pain aurait pu faire l'objet d'un chapitre entier, car il y a beaucoup à dire à son sujet. En bien, pour le « bon pain », si rare à notre époque, mais surtout en mal, pour le décevant produit qui est vendu désormais par la grande majorité des boulangers.

Le pain ordinaire étant fabriqué avec des farines raffinées, il est de ce fait dépourvu complètement de tout ce qui est nécessaire à un métabolisme normal. Sur le plan nutritif, il n'apporte rien, sinon de l'énergie sous forme d'amidon.

Sur le plan digestif, il induit des troubles plus ou moins évidents, étant donné que tous les composants qui devaient lui assurer une bonne digestion ont disparu avec le raffinage de la farine.

D'ailleurs, plus le pain est blanc, plus c'est un mauvais glucide, car la blancheur est le signe d'un très grand raffinage de la farine.

Le pain complet ou le véritable pain intégral, fabriqué à l'ancienne avec des farines non raffinées et d'origine biologique, est bien préférable car il est notamment plus riche en fibres. (Par ailleurs, il y a pour 100 g de pain 90 mg de magnésium dans le pain complet et 25 mg seulement pour le pain blanc.). C'est pourquoi son index glycémique est plus bas (50 pour le pain complet, 40 pour le vrai pain intégral). Il est donc moins « grossissant » puisqu'il entraîne une élévation moindre de la glycémie.

Mais aussi bon soit-il, même ce pain-là sera provisoirement supprimé au cours des deux repas principaux. D'une part, parce que son index glycémique, même s'il est bas, est encore trop élevé (> 35) et d'autre part, parce que plus on apporte de glucides lors d'un repas, même à index glycémiques bas, plus il y a un risque (en Phase I) d'augmenter sensiblement l'insulinémie. Si l'on consomme déjà en quantité appréciable un autre féculent comme les pois chiches ou les lentilles vertes, il n'est donc pas souhaitable de rajouter du pain. D'autant plus que pour qu'il ait un index glycémique de 40, il doit être fait avec des farines brutes à 100 % (sans aucun blutage) et dont la mouture doit être grossière (grosses particules), ce dont vous ne serez jamais certain d'avoir, sauf si le fabricant peut le garantir.

On pourra en revanche manger normalement du pain au petit-déjeuner (c'est même particulièrement conseillé), ce que nous verrons un peu plus en détail ultérieurement.

Les féculents

Les féculents sont des glucides complexes (farineux), constitués essentiellement d'amidon. Certains, comme les lentilles ou les pois, induisent des glycémies faibles, ce qui en fait de « bons glucides », mais d'autres, comme les pommes de terre, sont au contraire des glucides à index glycémique élevé. C'est pourquoi il conviendra de supprimer ces derniers dans la Phase I.

La pomme de terre

Sachez pour la petite histoire que lorsque la pomme de terre a été rapportée du Nouveau Monde en 1540 par les navigateurs, les Français ont délibérément rejeté ce tubercule tout juste bon à donner aux cochons. Ils la trouvèrent si mauvaise qu'ils refusèrent de la consommer, ce qui n'était pas le cas des populations nordiques, allemandes, scandinaves, irlandaises... qui l'adoptèrent plus volontiers. Il faut avouer qu'ils n'avaient pas tellement le choix, n'ayant le plus souvent rien d'autre à se mettre sous la dent.

Les Français traitèrent donc avec mépris ce « tubercule à cochon » pendant plus de deux siècles. Il fallut attendre en 1789 la publication par Parmentier d'un *Traité sur la culture et les usages de la pomme de terre* pour que nos concitoyens se décident à consommer le tubercule en question. La famine de l'époque les y avait d'ailleurs beaucoup encouragés.

La pomme de terre est certainement à l'origine un bon aliment (car elle est riche en vitamines et en sels minéraux) tant qu'elle reste crue. Malheureusement, elle contient des amidons résistants que les humains ne sont pas capables de digérer. Car contrairement aux cochons, ils ne disposent pas des enzymes digestives appropriées pour le faire. Voilà pourquoi, quand nous mangeons des pommes de terre, nous sommes obligés de les faire cuire préalablement. Or, si la cuisson permet une meilleure digestibilité, elle entraîne par déstructuration de ses amidons des effets métaboliques pervers.

Toutes les études réalisées sur la pomme de terre depuis une vingtaine d'années ont démontré qu'elle avait un grand pouvoir hyperglycémiant.

L'index glycémique élevé de la pomme de terre en fait un des plus « mauvais glucides ». Car l'index glycémique de la pomme de terre bouillie (sans peau) est de 70, ce qui est équivalent au sucre. Mais le mode de traitement et de cuisson peut, comme nous l'avons vu, le faire varier très sensiblement. Il est de 90 pour la purée et de 95 pour des frites ou un gratin dauphinois.

L'index peut en revanche être maintenu à 65 si la pomme de terre est bouillie dans sa peau. C'est d'allleurs sous cette forme qu'elle était surtout consommée autrefois. De plus, à l'époque, on lui associait toujours des légumes, c'est-à-dire des fibres qui contribuaient à faire baisser la résultante glycémique du repas.

De nos jours, les pommes de terre sont surtout consommées sous leurs formes les plus hyperglycémiantes (frites, au four) et sont généralement accompagnées de viande, c'est-à-dire de graisses (saturées). L'hyperinsulinisme que leur consommation entraîne se traduira donc par une prise de poids d'autant plus forte que les quantités de graisses consommées au même repas seront importantes. Le bifteck-frites est donc une hérésie !

Je sais ce qu'il vous en coûtera d'abandonner la pomme de terre, mais c'est le prix à payer pour atteindre votre objectif. Lorsque vous serez parvenu au résultat que vous souhaitez, vous ne le regretterez pas. Sachez, par ailleurs, que certains bains de fritures sont faits avec des graisses très riches en acides gras saturés, ce qui crée un risque cardio-vasculaire non négligeable.

Il pourra cependant vous arriver exceptionnellement, comme nous le verrons dans la Phase II, non pas de céder devant un plat de frites, mais de décider délibérément de manger des pommes de terre sous quelque forme que ce soit. Quand on n'a plus un gramme à perdre, on peut tout décider, mais pas à n'importe quel prix. Cette décision se fera dans le cadre de ce que nous appelons la gestion des écarts.

Lorsque vous commandez votre viande au restaurant, ayez donc tout de suite le réflexe de demander ce qu'il y a comme accompagnement car dans neuf cas sur dix, vous risquez de vous retrouver avec des pommes de terre dans votre assiette. Demandez des haricots verts, des tomates, des épinards, des aubergines, du céleri, du chou-fleur, des courgettes ou même encore des lentilles. Et si, par malheur, il n'y a pas d'autres garnitures que de mauvais glucides, et bien prenez tout simplement de la salade.

Chez vous, lorsque vous vous demanderez ce que vous allez servir comme accompagnement avec la viande, vous devrez avoir le même réflexe.

La carotte

Comme pour les pommes de terre, l'amidon de la carotte est particulièrement sensible au traitement thermique. A telle enseigne que selon qu'elle est cuite ou crue, la carotte peut être considérée comme un « mauvais » ou un « bon » glucide. Quand elle est crue, la carotte a en effet un index glycémique de 35, ce qui est très faible. Sa consommation sous cette forme ne peut donc qu'être encouragée.

En revanche, sa cuisson a pour effet de déstructurer ses amidons, ce qui a pour conséquence d'augmenter son pouvoir hyperglycémiant d'une manière importante puisque son index glycémique atteint alors 85. Il conviendra donc de s'abstenir de consommer des carottes cuites si l'on veut réussir à perdre du poids.

Paradoxalement, c'est en consommant entre autres des carottes crues, notamment râpées en salade, que l'on y parviendra. Contrairement à la pomme de terre, la carotte crue est tout à fait digeste.

Le riz

La plupart des riz traditionnels asiatiques (longs notamment) comme le Basmati par exemple, ont un index glycémique moyen (50). En revanche, les espèces à haut rendement, qui ont été sélectionnées pour être cultivées dans les pays occidentaux, ont un index glycémique élevé. Plus un riz est glutineux, plus son index glycémique est élevé. C'est aussi le cas des riz précuits (90).

Comme pour les carottes et les pommes de terre, la cuisson du riz peut faire varier son pouvoir glycémiant. Plus le riz est cuit longtemps et plus le volume d'eau de cuisson est important, plus il a tendance à gélatiniser, ce qui a pour effet d'augmenter son index glycémique.

C'est pourquoi il faut toujours cuire le riz à la façon asiatique, qui consiste à mettre deux volumes d'eau pour un volume de riz, en le laissant gonfler après avoir rapidement coupé la source de chaleur.

Tout traitement industriel particulier du riz, comme toute cuisson prolongée, a pour effet d'augmenter son index glycémique. C'est le cas du riz instantané (85), des gâteaux de riz (85) ou encore des galettes de riz soufflé (85).

Le meilleur moyen d'éviter la déstructuration de l'amidon du riz (qui a pour effet d'augmenter son pouvoir glycémiant), est donc de consommer du riz complet, long notamment. Mais il n'est pas toujours facile à trouver au restaurant. Quant au riz sauvage indien, qui en fait n'a rien à voir avec le vrai riz puisque c'est une variété d'avoine, il peut être consommé sans restriction aucune puisque son index glycémique est faible (35).

Le maïs

Le maïs est une céréale que les populations indigènes d'Amérique ont cultivé pendant des millénaires pour se nourrir. Le maïs ancestral (indien), dont les variétés sont encore conservées dans les musées agronomiques, avait un index glycémique bas (35) car il était très riche en fibres solubles.

Après la découverte du Nouveau-Monde, les Occidentaux se sont mis à cultiver le maïs pour eux-mêmes mais surtout pour nourrir le bétail. A travers la sélection variétale et l'hybridation, ils ont cherché surtout à en augmenter les rendements. En quelques décennies, l'index glycémique du maïs (moderne) a quasiment doublé (70).

Et comme nous l'avons vu précédemment pour d'autres aliments, l'amidon du maïs est fragile au point que certains traitements peuvent en modifier sa structure nutritionnelle. C'est ainsi que la transformation du maïs en corn flakes ou en pop-corn (deux des formes les plus consommées aux États-Unis), en augmente considérablement l'index glycémique, qui passe de 70 à 85.

Outre les problèmes écologiques créés par l'épuisement des nappes phréatiques du fait de la nécessité d'irriguer abondamment les variétés modernes, la qualité nutritionnelle de ces maïs industriels est très inférieure à celles de leurs ancêtres.

En Europe, on cultive le maïs depuis plusieurs siècles, et pourtant, on ne le mange que depuis quelques décennies seulement. Autrefois, il était presque exclusivement utilisé pour engraisser le bétail. Il y a cinquante ans, on ne trouvait pas une boîte de maïs en France, car c'était un aliment réservé aux animaux. C'est avec la présence américaine de l'après-guerre que l'habitude d'en consommer s'est petit à petit développée.

Les pâtes

Tout le monde sait que les pâtes sont faites avec des farines blanches. C'est pourquoi vous vous attendez sans doute à ce que je vous conseille de les exclure de votre alimentation. Au risque de vous surprendre, je ne le ferai pas car j'ai, au fil des années, acquis la conviction que les pâtes, tout au moins *certaines d'entre elles*, sont des aliments qui non seulement ne vous feront pas grossir, mais au contraire vont pouvoir vous aider à maigrir.

Mais des explications précises sont nécessaires pour bien comprendre cela. D'abord, il faut savoir que les vraies pâtes sont obligatoirement faites avec des blés durs, alors que le pain est fait avec du blé tendre. La différence, c'est que le blé dur a plus de protéines et plus de fibres (même si la farine est raffinée), ce qui contribue à faire baisser l'index glycémique.

Ensuite, il faut savoir que certaines pâtes (les spaghettis notamment) sont pastifiées. La pastification est un processus mécanique qui permet d'extruder la pâte à très haute pression. Le procédé a pour effet de constituer un film protecteur autour des pâtes, qui limite considérablement la gélatinisation des amidons au cours de la cuisson, mais à condition toutefois que cette cuisson soit la plus courte possible (*al dente* comme disent les Italiens), c'est-à-dire 5 à 6 minutes maximum.

Résumons-nous pour bien comprendre : des pâtes blanches pastifiées (sphagettis) ont, du fait de la nature du blé dur et du processus de pastification dont elles ont fait l'objet, un index glycémique bas (50) pour une durée de cuisson moyenne (8 à 12 minutes). Si la cuisson est plus longue (12 à 16 minutes), l'index glycémique augmente (55). En revanche, si la cuisson est plus courte (5 à 6 minutes), l'index glycémique est beaucoup plus bas (45). Enfin, le fait de refroidir les pâtes en diminue encore l'index glycémique (phénomène de rétrogradation).

C'est ainsi que des spaghettis de blé dur, pastifiés, cuits *al dente* ont un index glycémique de 40 s'ils sont consommés froids, en salade par exemple. Mais, bien évidemment, si ces pâtes sont intégrales, l'index glycémique est dans tous les cas de figure encore plus bas (5 points de moins environ).

Ce qui vient d'être dit n'est surtout pas valable pour les pâtes faites avec des blés tendres, et encore moins pour des pâtes non pastifiées, ce qui est le cas généralement des nouilles, macaronis, lasagnes et autres ravioles.

C'est pourquoi il faudra être extrêmement vigilant dans le choix des pâtes. Dans certains pays comme la France, il y a obligation pour le fabricant de pâtes d'utiliser du blé dur. Mais ce n'est pas le cas ailleurs, dans les pays du Nord de l'Europe où de nombreuses pâtes offertes au public sont faites avec du blé tendre. Par ailleurs, le fait qu'elles soient pastifiées ou non n'est pas facile à vérifier car le fabricant n'a pas l'obligation de le mentionner sur l'étiquette. Sachez que les spaghettis le sont toujours. En revanche, les tagliatelles ne le sont pas systématiquement. Plus elles sont fines (et de fabrication industrielle), plus elles ont cependant des chances de l'être. Méfiez-vous tout de même des pâtes fraîches faites dans certains restaurants (tagliatelles et lasagnes notamment), qui sont faites au moyen d'une petite machine à main qui découpe des lamelles dans une pâte préalablement préparée par le chef, comme pour faire une pizza, car elles ne sont pas pastifiées.

Vous pouvez en revanche consommer les fameuses vermicelles chinois qui sont faits à partir de farine de soja (haricot mungo) dont nous savons que l'index glycémique est très bas à l'origine. Comme ils sont en plus pastifiés et cuits en quelques instants, ils constituent le *nec plus ultra* en matière de « pâte » à index glycémique très bas.

Prenez donc l'habitude de manger des spaghettis (les moins gros possibles), cuits *al dente* avec des sauces variées (tomate, champignon, curry), ou encore en salade comme entrée.

Les légumineuses

Un obèse m'a dit un jour : « Je ne mange jamais de lentilles ni de haricots, car ma femme prétend que ce sont des féculents qui font beaucoup grossir ». Il mangeait, en revanche, beaucoup de pommes de terre, ce qui, comme vous l'imaginez, n'arrangeait rien. Il avait tort, bien évidemment, car certains légumes secs peuvent en effet contribuer à la perte de poids. C'est le cas des haricots secs, des pois chiches et surtout des lentilles. Les lentilles vertes comme les pois cassés ont même des index glycémiques plus bas que les haricots verts puisqu'ils se situent à 22.

Les fruits

Le fruit est un sujet tabou et, si je me hasardais à dire maladroitement qu'il vaut mieux le supprimer de votre alimentation, bon nombre d'entre vous fermerait le livre à cette page, tant ils seraient scandalisés par une telle suggestion.

Car le fruit, dans notre culture, est un symbole. Un symbole de vie, de « richesse » et de santé. Je vous rassure tout de suite, nous n'allons pas supprimer les fruits car ils sont irremplaçables dans notre alimentation. Mais il faudra les manger différemment pour en tirer tous les bienfaits sans en subir les inconvénients (ballonnements).

Les fruits contiennent des glucides (glucose, saccharose et surtout fructose), mais aussi des fibres, qui abaissent l'index glycémique et diminuent ainsi l'absorption de ces sucres. La pomme et la poire sont notamment riches en pectine (fibre soluble), ce qui permet de limiter l'augmentation de la glycémie.

L'énergie du fruit est en fait facilement utilisable par le muscle et donc peu susceptible de se stocker ou de favoriser l'accumulation de graisses de réserve.

Mais les fruits (frais) devraient être de préférence consommés lorsque l'on est à jeun. Ce conseil particulier a peu de choses à voir avec la perte de poids qui nous intéresse. Il est plutôt de nature à nous assurer un meilleur confort digestif. Car la consommation des fruits à la fin du repas, comme c'est souvent l'habitude, peut entraîner des troubles de la digestion. Les personnes âgées, notamment, y sont particulièrement sensibles, les enfants beaucoup moins. Chez les adultes, tout dépend de la sensibilité individuelle. Mais essayons de comprendre pourquoi.

La digestion des fruits commence dans la bouche avec la mastication pour se terminer dans l'intestin grêle. Les fruits n'ont donc rien à faire dans l'estomac qu'ils ne devraient que traverser. Lorsque les fruits frais sont consommés après des aliments contenant des protéines, par exemple des viandes ou du fromage, ils sont bloqués un certain temps dans l'estomac par la digestion de ces derniers alors qu'ils désireraient très rapidement passer dans l'intestin. Les fruits vont donc être prisonniers dans l'estomac et, sous l'effet de la chaleur et de l'humidité ambiante, vont faire l'objet d'une fermentation, entraînant même parfois une petite production d'alcool. L'ensemble de la digestion pourra donc en souffrir (ballonnements).

Les fruits frais doivent donc être consommés seuls ! Voilà une règle que l'on devrait peut-être apprendre à l'école. Encore qu'à leur âge, les enfants ont un organisme capable de mieux réagir. Mais chez un adulte et particulièrement chez une personne âgée, les fruits en fin de repas sont tout à fait à déconseiller.

Mais quand faut-il alors les consommer ? A chaque fois que l'on est à jeun. Le matin par exemple, avant le petit-déjeuner. Mais il faudra attendre environ 15 minutes avant de commencer à manger autre chose pour leur laisser le temps de traverser l'estomac sans encombre. On pourra aussi manger des fruits le soir tard, avant de se coucher, c'est-à-dire au moins trois heures après la fin du dîner. Un fruit peut aussi être éventuellement consommé en milieu d'après-midi. Mais il faudra bien s'assurer qu'il y a un décalage suffisant avec le déjeuner (environ trois heures) et que l'on soit assez loin du dîner.

Comme toute règle comporte son exception, il existe cependant certains fruits qui, du fait de leur très faible concentration en sucre, ont un pouvoir de fermentation quasiment négligeable. Il s'agit des fraises, des framboises, des mûres, des groseilles et des myrtilles, qui pourront être mangées sans problèmes en fin de repas. De la même façon, les fruits *cuits* pourront être mangés en fin de repas puisqu'ils ont perdu tout risque de fermenter dans l'estomac. Il ne faut pas perdre de vue cependant que la cuisson leur aura fait perdre l'essentiel de leur vitamine C.

Le citron n'est pas fermentescible non plus. On peut donc boire son jus (non sucré) à tout moment, ou s'en servir pour les assaisonnements (sur le poisson ou dans les sauces de salade).

Je terminerai en ce qui concerne les fruits par une précision supplémentaire. A chaque fois que cela est possible, mangez la peau des fruits après l'avoir correctement nettoyée. La peau est en effet riche en fibres, et c'est souvent à son niveau que l'on trouve la plus grande concentration de vitamines.

Manger des fruits (de préférence d'origine biologique) avec leur peau a l'avantage d'abaisser encore leur index glycémique. Vous maigrirez donc mieux si vous respectez cette règle.

Les boissons

L'alcool

L'alcool fait grossir ! C'est ce que vous pensez parce que c'est ce que l'on vous a dit. On vous a même peut-être donné mauvaise conscience en insinuant que tous les kilos en trop que vous aviez devaient être mis sur le compte de l'alcool que vous buvez régulièrement. Nous allons essayer de faire objectivement le point sur cette question.

Il est vrai que l'alcool peut contribuer à la prise de poids s'il est consommé en quantité excessive. Mais si l'on reste très raisonnable, il peut être neutre. Dans la phase d'amaigrissement, il conviendra donc de limiter sa consommation à un seul petit verre de vin (10 cl) bu à la fin du repas. Mais pour mettre toutes les chances de son côté, il vaudrait presque mieux s'abstenir de cette dose symbolique pour ne pas être tenté d'en prendre plus.

Mais une fois la perte de poids obtenue, nous verrons qu'il est tout à fait possible de boire deux à trois verres de vin par jour sans compromettre son équilibre pondéral.

L'alcool crée un apport énergétique qui sera utilisé en priorité par l'organisme. Donc, pendant ce temps-là, le corps n'aura pas tendance à utiliser ses graisses de réserve comme carburant. Il bloque ainsi l'amaigrissement. Mais ceci se produit surtout lorsque l'on est à jeun. Lorsque l'estomac est déjà rempli, et particulièrement de protides-lipides (viandes, poissons, fromages), l'alcool se métabolise beaucoup moins rapidement et contribue peu ainsi à produire des graisses de réserve.

Ce qu'il faut en revanche abandonner délibérément, c'est l'apéritif. Si vous ne pouvez pas faire autrement qu'accompagner vos invités, prenez quelque chose de non alcoolisé, comme un jus de tomate ou un Perrier-tranche.

Le seul apéritif noble, à mon avis, est un verre de bon champagne, de Crémant ou de bon vin. Mais de grâce, n'acceptez pas qu'on vous mette (la plupart du temps pour dissimuler la qualité médiocre du vin ou du champagne) de la liqueur de cassis ou autre sirop bizarre que chacun s'efforce d'inventer pour faire preuve d'originalité.

Si vous ne pouvez faire autrement, acceptez à l'apéritif un verre de bon champagne, mais surtout *ne le buvez pas à jeun.* Commencez d'abord par manger des amuse-gueules. Mais attention : des amuse-gueules sans mauvais glucides ! Vous apprendrez très rapidement à les reconnaître. A proscrire dans cette catégorie : les chips, les petits gâteaux salés, les canapés au pain de mie... Sont acceptables les olives, le fromage, la charcuterie (saucisse sèche par exemple) ou encore le poisson (fumé par exemple). Deux ou trois cubes de fromage et une tranche de saucisson suffisent à fermer le pylore (sphincter qui se trouve entre l'estomac et l'intestin), retardant ainsi le passage de l'alcool dans le sang.

Il faudra cependant, dans la Phase I, essayer de supprimer complètement l'apéritif, car c'est une phase de rigueur dans laquelle les règles de base de la méthode doivent être appliquées complètement pour être efficaces au niveau de la perte de poids.

Les digestifs

Quant aux digestifs, faites un trait dessus. Les cognacs, armagnacs et autres poires sont peut-être délicieux (quand on peut les supporter), mais mauvais en tout point pour votre équilibre pondéral.

Mais peut-être n'êtes-vous seulement qu'un adepte du digestif parce que vous pensez que cela vous aide vraiment à digérer. Eh bien, rassurez-vous, quand vous aurez adopté les principes alimentaires contenus dans ce livre, vous n'aurez plus du tout de problèmes de digestion, même après un repas plantureux.

La bière

La bière est une boisson dont il faut aussi faire un usage très modéré.

Il n'est pas nécessaire d'avoir séjourné en Allemagne pour savoir quels sont les effets secondaires de la bière : ballonnements, prise de poids (surtout si elle est bue en-dehors du repas), mauvaise haleine, indigestion malgré la présence des diastases, petits enzymes dont le rôle est précisément d'activer la digestion.

Il faut être prudent avec la bière, car elle contient à la fois de l'alcool mais aussi et surtout un glucide (le maltose) dont l'index glycémique est très élevé (110).

Il faut savoir par ailleurs que l'association de l'alcool et du sucre favorise l'hypoglycémie, à l'origine de fatigues, donc de sous-performances (voir chapitre 6 sur l'hypoglycémie).

C'est pourquoi, si vous êtes un gros buveur de bière, il vaudra mieux accepter d'en consommer beaucoup moins et particulièrement en-dehors des repas. Au cours des repas, vous pourrez éventuellement conserver la consommation de 20 cl maximum, tout en sachant que votre amaigrissement pourrait être plus efficace si dans la Phase I, vous acceptiez de vous en priver.

Le vin

Le vin a déjà été évoqué précédemment, mais il n'est pas inutile d'y revenir, car il y a des choses intéressantes et même très positives à dire sur lui.

Depuis le début des années 80, de nombreuses études scientifiques ont montré que le vin (rouge en particulier), avait d'incontestables vertus médicinales, mais aussi préventives en ce qui concerne certaines pathologies.

Il a été notamment montré qu'une consommation modérée et régulière de vin pouvait être un facteur efficace de diminution du risque cardio-vasculaire. Les études conduisant au constat du « *French paradox* » ont montré en effet que si les Français avaient trois fois moins de risques de faire un infarctus que les Américains, c'était précisément parce qu'ils buvaient onze fois plus de vin.

Plus récemment (1995), il a bien été mis en évidence que l'effet particulièrement bénéfique du vin était surtout à mettre au crédit des antioxydants très puissants qu'il contenait : les polyphénols. Il a même été démontré, par ailleurs, que certains de ces polyphénols permettaient, à travers une consommation modérée de vin, de prévenir certains cancers et même la maladie d'Alzheimer[7].

Mais ce qui nous intéresse ici particulièrement, c'est de savoir si la consommation de vin peut être à l'origine de l'embonpoint. Nous avons déjà répondu qu'une quantité excessive de vin (alcool) pouvait en effet contribuer à la prise de poids. Une consommation de 2 à 3 verres devrait en revanche être à peu près neutre. Un petit verre de vin (10 cl) à la fin du repas pourrait même, selon certains experts, avoir des effets positifs sur la sécrétion insulinique.

Si vous avez suffisamment de volonté pour vous en tenir à ces faibles doses, votre amaigrissement n'en sera donc que plus efficace. Pour les autres, il est plutôt recommandé de s'abstenir de boire du vin pendant toute la Phase I d'amaigrissement. En Phase II, comme nous le verrons ultérieurement, le vin pourra être consommé journellement sans préjudice pour le maintien du poids. L'ingestion de vin devra cependant être habilement gérée avec les autres prises de glucides.

---

7. Voir le livre *Boire du vin pour rester en bonne santé* de Michel Montignac, Editions Flammarion.

Lorsque vous serez en Phase I, c'est-à-dire celle où l'on doit être très ferme avec les principes, il vous sera peut-être difficile d'assister à un repas de famille ou à une réunion avec des amis sans boire une goutte de vin. Car si d'emblée vous annoncez que vous ne buvez pas, cela peut être gênant pour les autres. Mon conseil est le suivant : laissez votre verre se remplir et prenez-le dans la main aussi souvent que si vous buviez normalement. Trempez les lèvres au lieu de boire. En un mot, faites illusion, ce qui, je vous l'accorde n'est pas facile. J'ai personnellement pratiqué cette méthode pendant plusieurs semaines et croyez-moi, personne n'a jamais remarqué que je ne « participais » pas.

De la même manière, personne n'a jamais remarqué que je ne mangeais pas une miette de pain. Pour faire illusion, j'entame toujours mon morceau de pain, mais il reste rompu sur la table. Jamais je n'y « touche » réellement.

Pour terminer sur ce point, précisons que la quantité d'alcool contenue dans le vinaigre est tout à fait négligeable. Il peut donc être utilisé pour assaisonner les crudités et les salades, à moins qu'on ne préfère le citron.

Le café

Le vrai café, l'expresso à l'italienne bien corsé, n'est pas, comme le croient certains, le plus dangereux. Car du fait de la pression de vapeur dont il est l'objet, la dose de caféine n'est pas forcément très élevée, même si son goût est bien marqué.

C'est en fait le café infusé (dans le filtre ou la chaussette), tel que le font les Américains qui est le plus redoutable. Car même lorsqu'il est supposé être léger (parce qu'il est clair comme du thé), il reste fort en caféine.

Si l'on souhaite réussir son programme d'amaigrissement, il faut mettre toutes les chances de son côté. Or, il est important de savoir que, bien que la caféine ne soit pas un (mauvais) glucide, elle n'en a pas moins le pouvoir d'entraîner une légère augmentation de la sécrétion d'insuline, notamment chez ceux qui sont fortement hyperinsuliniques. C'est pourquoi il vous est recommandé de mettre la « pédale douce » sur le café et même de le supprimer, tout au moins dans un premier temps.

Si vous êtes un grand buveur de café très fort, c'est sans doute parce que vous ressentez le besoin d'un excitant pour vous réveiller. Si vous avez régulièrement ces coups de pompe, et notamment vers onze heures du matin ou lors de la digestion dans le milieu de l'après-midi, c'est parce que vous faites de l'hypoglycémie (voir le chapitre 6 qui lui est consacré). Buvez donc du café décaféiné ou, à la limite, du café pur Arabica qui contient beaucoup moins de caféine.

La consommation excessive de café relève (comme le sucre, la cigarette ou l'alcool) d'une espèce de dépendance qui s'est développée au fil des années. Il importe donc de casser ce lien une bonne fois pour toutes. Si votre motivation pour obtenir un amaigrissement substantiel est assez forte, profitez-en pour aller jusqu'au bout des résolutions qui sont nécessaires. Lorsque vous aurez obtenu les résultats que vous poursuivez et que votre pancréas sera revenu à un fonctionnement normal, vous pourrez, de temps en temps, (en Phase II) pour terminer un bon repas, vous permettre de prendre un bon expresso.

Les limonades et les sodas

Ces boissons sont généralement préparées à partir d'extraits de fruits ou de plantes, presque toujours synthétiques, et elles ont toutes le même défaut majeur : elles contiennent beaucoup de sucre (index glycémique 70).

Elles sont donc condamnables et de ce fait, à exclure totalement, non seulement parce qu'elles comportent beaucoup de sucre, mais aussi parce que le gaz artificiel qu'elles renferment a pour effet d'entraîner de l'aérophagie.

Même s'ils sont faits à base d'extraits naturels, il faut se méfier des sodas, qui peuvent être toxiques. On remarque en effet, dans les extraits naturels d'agrumes, des traces importantes de substances nocives, comme les terpènes.

Quant aux pires d'entre eux, ceux à base de cola, ils devraient soit être interdits, soit faire l'objet d'une mention spéciale comme celle qui se trouve sur les paquets de cigarettes : « Ceci est un produit dangereux qui peut nuire gravement à votre santé ».

Il est regrettable en tous cas que la consommation de boissons au cola ait pris l'extension qu'on lui connaît dans tous les pays du monde. Je laisse au Dr Émile-Gaston Peeters le soin de vous faire part de ses commentaires sur la question.

« A l'heure actuelle, les boissons dites au cola présentées sur le marché européen contiennent, pour 19 cl (contenu moyen d'une petite bouteille) environ 21 mg de caféine et 102 mg d'acide phosphorique. La caféine possède des propriétés excitantes. L'acide phosphorique est intensément acidifiant et sa haute concentration en phosphore risque de déséquilibrer le rapport calcium/phosphore de l'alimentation, avec un danger grave de déficit dans la fixation osseuse du calcium. Enfin, il faudrait être certain que l'acide phosphorique utilisé ne contienne pas de traces trop tapageuses de métaux lourds toxiques. La conclusion est simple. Les boissons dites au cola doivent être, dans leur composition actuelle, *formellement déconseillées aux enfants et aux adolescents.* Elles ne sont bénéfiques pour personne. »

Cette déclaration se passe évidemment de commentaire. Que ce soit pour vos enfants ou pour vous-même, la ferme recommandation est donc la même : pas de limonade, pas de soda, et surtout pas de boissons au cola !

Le lait

Le lait entier est un aliment complexe puisqu'il comporte à la fois des protéines, des glucides (le lactose) et des graisses.

Comme nous le verrons plus loin, les graisses du lait sont plutôt mauvaises (car saturées). C'est pourquoi il vaut mieux consommer du lait écrémé. Le lait en poudre écrémé est, à mon avis, très préférable car si l'on met une plus grande quantité de poudre que ce qui est normalement recommandé, on peut obtenir un liquide onctueux riche en protéines, ce qui peut constituer une aide supplémentaire à l'amaigrissement.

Le fromage blanc à 0 % de matières grasses sera aussi très souvent recommandé dans l'application de la méthode. C'est un aliment intéressant du fait de sa richesse en protéines et de sa faiblesse en glucides (5 g pour 100 g). Mais il est préférable de toujours choisir du fromage blanc bien égoutté, en faisselle, de manière à se débarrasser le plus possible du lactose (petit lait). Certains fromages blancs battus, qui auront été homogénéisés par un processus industriel, devront donc être évités.

Mais parmi les laitages, il conviendra de leur préférer les yoghourts (natures ou maigres), compte tenu des multiples vertus qu'ont leurs ferments lactiques pour la santé.

Les jus de fruits

Ce qui a été dit précédemment sur les fruits est aussi valable pour les jus de fruits frais, c'est-à-dire le jus obtenu immédiatement après avoir pressé le fruit.

Leur index glycémique est cependant plus élevé que celui du fruit dont ils sont issus, pour la simple raison qu'il leur manque la pulpe, c'est-à-dire les fibres. C'est pourquoi le jus de fruit pouvant élever la glycémie (sauf le citron), il sera préférable durant la phase d'amaigrissement de consommer plutôt des fruits.

Quant aux jus de fruits du commerce, même s'ils sont « pur fruit » sans sucre ajouté, ils sont plus pauvres en vitamines et en fibres qu'un jus de fruits frais. Ils ont, par ailleurs, un niveau d'acidité beaucoup trop excessif. Leur usage ne devra donc être que très exceptionnel.

MISE EN PRATIQUE DE LA PHASE I

La Phase I de notre méthode n'est pas difficile à mettre en œuvre. Mais pour la réussir vraiment, il faut avoir parfaitement assimilé les *éléments basiques du système.* Et, si j'en crois mon expérience, c'est certainement à ce niveau-là que l'on peut rencontrer quelques ratés.

Loin de moi l'idée de mettre en cause vos capacités intellectuelles à intégrer un nouveau concept ! Mais dans le cas qui nous intéresse ici, il faut évacuer préalablement les idées reçues qui sont d'autant plus ancrées dans notre subconscient qu'elles relèvent d'un véritable conditionnement culturel. Les idées pourtant simples et les principes scientifiques « élémentaires » qui sont exposés ici n'ont malheureusement pas encore dépassé les murs de quelques rares cabinets médicaux. Il ne faut donc pas compter sur votre entourage pour vous aider dans votre entreprise.

Mais en plus du respect des grands principes métaboliques que vous avez découverts dans les chapitres précédents, il conviendra aussi, pour être le plus efficace possible, d'appliquer certaines règles qui elles, relèvent plus du bon sens.

L'une d'entre elles est qu'il est impératif de ne *jamais sauter de repas* (notamment celui de midi) : cela aurait pour effet d'affoler l'organisme qui, au repas suivant, serait tenté de faire des réserves anormales. Il faut donc faire trois repas par jour, et éventuellement un goûter. Faites un petit déjeuner copieux, un déjeuner normal et un dîner léger. Car le même aliment, surtout s'il est gras, est plus « grossissant » le soir que le matin.

La mise en œuvre de la Phase I repose sur un principe qui est le fondement de la méthode et sur deux règles d'application :

• *le principe fondamental* : faire des choix alimentaires entraînant une résultante glycémique qui soit la plus basse possible à la fin du repas, de manière à limiter au minimum la réponse insulinique.

• *les règles d'application* : deux types de repas sont possibles :

– soit le repas sera majoritairement protido-lipidique (viande et poisson par exemple) et ne comportera que des glucides à index glycémiques *très bas* (inférieur ou égal à 35), comme les lentilles vertes, les pois chiches, les légumes verts...

– soit le repas sera majoritairement glucido-protéique. Il ne comportera donc que très peu, voire *aucune* graisse saturée et *peu* de graisses poly et monoinsaturées. Les glucides seront choisis parmi ceux dont les index glycémiques sont inférieurs à 50.

LE PETIT-DÉJEUNER

Formule n° 1

• Il sera majoritairement glucido-protéique, c'est-à-dire qu'il comportera peu de graisses et beaucoup de glucides à index glycémique bas.

• On pourra dès le réveil manger un ou plusieurs fruits, puis environ un quart d'heure après, commencer le petit-déjeuner. Pendant ce temps, on pourra en profiter pour faire sa toilette ou regarder les nouvelles matinales à la télévision.

1re option : il sera majoritairement composé de pain riche en fibres (pain complet, mais de préférence du *vrai* pain intégral).

• Aucune norme précise n'existant en la matière, chaque boulanger est en fait libre de faire son pain dit « spécial » comme il l'entend. C'est pourquoi son pain « complet » n'a le plus souvent de complet que le nom, car il est généralement le résultat d'un mélange de farine blanche avec une « certaine quantité » de matières qui ont été retenues lors du raffinage. Mais le pain complet peut-être aussi réalisé tout simplement avec une farine moins raffinée.

• Le pain de son est, quant à lui, issu d'un mélange de farines blanches et d'une certaine proportion de son. Là encore, aucune norme n'indique au professionnel à partir de quel pourcentage il aura droit à l'appellation. Le son ajouté est par ailleurs issu très souvent de blés de culture agro-industrielle intensive moderne, c'est-à-dire qu'il y a de grands risques pour qu'il contienne des résidus de pesticides.

• Je conseille donc de sélectionner du *vrai* pain intégral, (frais ou grillé), ce qui, il faut l'avouer, n'est pas toujours très facile. De plus en plus de boutiques de produits naturels en proposent. Un vrai pain intégral conserve *l'intégralité* des composants du grain de blé, ce qui en fait un « bon » glucide à index glycémique bas. Il est en plus riche en fibres, en protéines, en sels minéraux, en oligo-éléments et en vitamines du groupe B.

• Vous pouvez aussi acheter du pain de type allemand (*schwarzbrot* ou *pumpernickel*), que l'on trouve parfois dans les grandes surfaces, mais regardez bien sa composition : il contient souvent du sucre et surtout des graisses hydrogénés (trans) ou saturées (huile de palme). C'est d'ailleurs aussi le cas des fameux petits pains grillés suédois.

• En option, ou simplement pour varier les plaisirs, vous pouvez aussi faire appel à des crackers *riches en fibres* ou contenant de l'avoine (céréales riches en fibres solubles).
• Dans tous les cas de figure, il conviendra d'exclure toute forme de biscottes classiques, qui, outre le fait qu'elles sont fabriquées avec des farines blanches, contiennent généralement des mauvaises graisses et du sucre.

• Que va-t-on mettre sur le pain intégral ou ce qui lui tient lieu de substitut ? Il est naturellement préférable en Phase I de n'y mettre ni beurre, ni margarine, comme nous pourrons éventuellement le faire en Phase II. N'y mettez surtout pas non plus du miel, dont l'index glycémique est élevé (90), ni même de la confiture classique qui contient 65 % de sucre. Je vous propose donc deux options :
- soit vous utilisez de la « marmelade » de fruits sans sucre, c'est-à-dire de la pulpe de fruits gélifiée avec de la pectine et garantie sans sucre ajouté. Même si le goût est proche (en moins sucré cependant), cela n'a rien à voir avec de la confiture classique. L'index glycémique de ce produit est bas, ce qui en fait un excellent accompagnement pour le pain intégral.
- soit du fromage blanc à 0 % de matières grasses ou un yoghourt nature, que l'on pourra consommer brut ou aromatisé de « marmelade » sans sucre ajouté, ou encore salé, poivré... La différence de contenu en graisses entre un yoghourt maigre et un yoghourt nature est de 1,2 g pour 100 g, ce qui est très négligeable.

<u>*2e option*</u> : le petit-déjeuner de Phase I peut aussi être constitué de céréales *brutes*, achetées avec le plus grand soin car elles ne devront comporter ni sucre, ni miel, ni caramel, ni maïs, ni riz soufflé... Les mueslis ayant les mêmes caractéristiques pourront eux aussi être les bienvenus.

• Les céréales brutes (flocons d'avoine, flocons cinq céréales, mueslis...) pourront être consommées avec du lait écrémé (chaud ou froid) ou encore mélangées avec du fromage blanc à 0 % ou du yoghourt nature. On pourra même y incorporer si nécessaire un peu de marmelade de fruit sans sucre.
• Il conviendra en tout cas d'éviter à tout prix les céréales faites avec des farines raffinées, celles qui sont les plus couramment vendues comme celles qui comportent du riz soufflé (index glycémique 85), ou encore celles qui sont faites à partir de farines de maïs raffinées comme les trop fameux corn-flakes (ou rice flakes) dont nous avons vu que l'index glycémique est de 85. Les All-Bran pourront en revanche être intégrés en petite quantité car très riches en fibres mais contenant malheureusement du sucre.
• Naturellement, la consommation conjointe de pain intégral et de céréales brutes est possible.
• Pour terminer, précisons qu'il est tout à fait possible de faire un petit-déjeuner à base de fruits en y ajoutant un laitage écrémé et un yoghourt de manière à avoir un apport protéique suffisant.

Formule n° 2

Il sera majoritairement protido-lipidique, et donc salé. Il peut être à base de jambon, de bacon, de fromage, ou encore d'œufs (brouillés, à la coque ou au plat).
• C'est un petit déjeuner de type anglo-saxon, à la différence près qu'en Phase I, il est préférable de s'abstenir de consommer des glucides, de manière à éviter une amplification du risque cardio-vasculaire (les graisses étant déjà majoritairement saturées) par une élévation de l'insulinémie qui favoriserait le stockage de ces graisses nocives. Donc pas de toast, même si le pain est intégral.
• C'est la formule idéale quand on est à l'hôtel, où le pain riche en fibres et les céréales brutes sont quasi inexis-

tantes, ou encore durant le week-end quand on dispose d'un peu plus de temps pour sa préparation.

• Ce petit-déjeuner n'est pas conseillé, en revanche, à ceux qui souhaitent consacrer leur matinée au sport, car l'absence de glucides prépare peu l'organisme à effectuer des exercices physiques intenses.

• Il est cependant important d'en faire seulement une exception car il est très riche en graisses saturées. Il faut même préciser qu'il est tout à fait contre-indiqué pour ceux qui souffrent d'hypercholestérolémie ou de problèmes cardio-vasculaires en général.

• Comme ce petit-déjeuner est faible en glucides, à part le lactose du lait et du yoghourt éventuel, il conviendra, dans un souci d'équilibre alimentaire, d'en tenir compte dans les choix que l'on fera par ailleurs dans la journée. Cela veut dire que les autres repas de la journée devront donc être riches en « bons » glucides et pauvres en mauvaises graisses (saturées).

Les boissons du petit-déjeuner

Le choix des boissons au petit-déjeuner, quelle que soit l'option, pourra être fait parmi les propositions suivantes :

– café décaféiné (ou café peu riche en caféine comme l'Arabica)

– thé léger (sinon, il peut être trop riche en théine, proche de la caféine)

– chicorée (pure ou en association avec le café)

– lait écrémé (celui qui se présente en poudre permet de réaliser un mélange onctueux plus concentré).

– céréales torréfiées (type Caro) qui ont l'avantage de ne pas contenir de caféine.

• En Phase I, il faudra éviter les boissons chocolatées, sauf à la rigueur chez l'enfant (mais attention à choisir une poudre sans sucre et dégraissée, comme le cacao Van Houten).

• Toutes ces boissons seront bien entendu prises sans sucre. A la rigueur avec un édulcorant de synthèse (aspartam) ou un peu de fructose, avec néanmoins le souci de se déshabituer petit à petit du goût du sucré pour progressivement s'en passer.

LE DÉJEUNER

Le déjeuner, qu'il ait lieu à la maison ou en-dehors, sera le plus souvent composé de protéines, de lipides et de glucides à index glycémique *très* bas.

– Les protéines proviendront essentiellement des viandes, des poissons, des œufs et des laitages.

– Les lipides seront soit ceux qui sont généralement associés aux protéines, soit ceux que l'on aura ajouté dans les préparations (l'huile d'olive, par exemple). Le choix des graisses sera particulièrement important dans un souci de prévention des risques cardio-vasculaires.

– Les glucides qui seront consommés au cours de ces repas seront choisis exclusivement parmi ceux dont l'index glycémique est inférieur ou égal à 35, dont vous trouverez la liste dans le tableau page 55 et qui sont rappelés dans les pages suivantes.

Le menu-type du déjeuner sera le suivant :

– crudités ou potage (froid ou chaud)
– poisson ou viande ou volaille
– accompagnements (aliments glucidiques à index glycémique inférieur ou égal à 35)
– salade
– fromage ou yoghourt
– boisson (eau, éventuellement 10 cl de vin rouge ou 20 cl de bière, à la fin du repas).

Entrées

• Toutes les salades sont autorisées, pour autant que l'une des composantes ne soit pas un mauvais glucide. C'est le cas généralement lorsque vous commandez une salade niçoise. Prenez donc la précaution, avant de commander quoi que ce soit, de bien vérifier qu'il n'y aura *ni pomme de terre, ni maïs, ni carotte cuite, ni betterave.*

• Les crudités peuvent être assaisonnées avec de l'huile d'olive, de tournesol, de colza et du vinaigre ou du citron.

• Si vous êtes au restaurant, vous pourrez choisir une salade aux petits lardons. Attention cependant, car il faudra, en commandant votre salade aux lardons, bien préciser « *sans croûtons* », car dans la plupart des cas, les restaurateurs ont la fâcheuse manie d'en ajouter.

Soyez vigilant ! Ne commencez pas à tolérer ces « petites erreurs » qui sont en fait énormes, eu égard à l'objectif que vous poursuivez. Montrez-vous exigeant avec le serveur du restaurant. Si vous avez précisé « sans croûtons » ou « sans maïs », ne soyez pas complaisant en acceptant « pour cette fois » parce qu'il est débordé. Si vous voulez que le maître d'hôtel ou le serveur vous prenne au sérieux, il faut être convaincant en insistant sur le fait « *qu'il est absolument exclu que vous trouviez la moindre trace de ce que vous ne désirez pas dans ce que l'on va vous servir* ».

Personnellement, j'ai trouvé que la meilleure façon de se faire respecter sur ce plan est de dire que l'on est allergique. Cela marche à tous les coups.

Tant que vous trouverez dans votre salade des haricots verts, des poireaux, des artichauts, du chou, du chou-fleur, des tomates, des endives, des asperges, des champignons, des radis, du fromage ou de la charcuterie, ou même encore des lentilles, des pois chiches ou des haricots secs, mangez-en autant que vous voudrez.

A exclure de cette liste de hors-d'œuvre : la salade de betterave rouge car son index est de 65, mais aussi, nous l'avons déjà dit, le maïs.

• En ce qui concerne les œufs, il n'y a comme vous le savez aucune restriction, même avec de la mayonnaise. Et oui ! Un peu de mayonnaise, comme un peu de crème fraîche allégée, est tout à fait acceptable car leur contenu calorique ne nous intéresse pas. Mais ce n'est pas une raison pour en faire une orgie. Si vous aimez cela, mangez normalement (si elle est en tube ou en pot, vérifiez-en la composition. La probabilité pour qu'elle contienne du sucre, du glucose ou une farine est assez forte). Mais si vous avez tendance à avoir du cholestérol, il vaut mieux être prudent et les éviter (voir chapitre 8).
• Comme entrée, vous pouvez prendre aussi du thon, des sardines à l'huile, du crabe, des langoustines, du saumon, qu'il soit fumé ou mariné.

Plat principal

• Le plat principal sera essentiellement composé de viande, de volaille ou de poisson, qu'on accompagnera d'un légume. Il n'y a aucune restriction à formuler dans ce domaine, si ce n'est dans la préparation, bien qu'il soit souhaitable que vous privilégiez le poisson dans votre choix, étant donné que ses graisses sont bien meilleures sur le plan de la prévention des risques cardio-vasculaires. Par ailleurs, on sait désormais que les graisses de poisson se stockent beaucoup moins facilement que les autres. Certaines études ont même montré qu'elles pourraient contribuer à favoriser l'amaigrissement.

• La viande et le poisson ne devront *jamais* être *panés* car la chapelure est un très mauvais glucide transformé, par ailleurs, en éponge à mauvaise graisse.

Le poisson, de la même façon, ne devra pas être roulé préalablement dans la farine. Méfiez-vous donc des soles dites « meunières ». Prenez l'habitude de toujours demander votre poisson grillé.

• Évitez par ailleurs les graisses de cuisson et de friture, pas toujours faciles à digérer, mais surtout mauvaises sur le plan des risques cardio-vasculaires.

• Attention aux sauces ! Si vous êtes un adepte de la « nouvelle cuisine », les sauces sont généralement très légères dans la mesure où elles ne contiennent pas de farine. La plupart du temps, elles sont le résultat d'un déglaçage du plat de cuisson avec un bouillon ou de la crème fraîche allégée. Dans la cuisine traditionnelle, la sauce est généralement « bétonnée » à la farine blanche, ce qui la rend dangereuse par rapport à nos principes. Si vous mangez une bonne viande grillée, vous pouvez éventuellement l'accompagner d'une sauce béarnaise, dans la mesure où vous n'avez pas de problème avec votre cholestérol car elle contient du beurre et du jaune d'œuf.

• Si vous prenez de la moutarde, évitez celle qui est douce, car elle contient du sucre.

• En ce qui concerne les accompagnements, vous choisirez en priorité les légumes à fibres qui seront disponibles. De la tomate à la courgette en passant par le haricot vert, l'aubergine, le chou-fleur, les brocolis ou encore les lentilles vertes, vous aurez l'embarras du choix. Consultez la liste page 140 de manière à bien les connaître car ils sont nombreux.

Comme je vous l'ai conseillé par ailleurs, s'il n'y a rien d'autre de disponible lorsque vous êtes au restaurant, et que l'on ne vous propose que des mauvais glucides, mangez alors tout simplement de la salade (laitue, mâche, frisée, scarole, pissenlit ou romaine). Vous pouvez d'ailleurs en manger autant que vous voulez, en entrée, en plat principal, et avant ou avec le fromage.

Fromage

Consommer du fromage en fin de repas est une habitude très française, mais même si vous êtes dans un autre pays que la France où les habitudes alimentaires sont différentes, personne ne vous empêche d'en consommer si vous aimez cela, et si vous avez encore faim après votre plat principal.

• Mais il faudra vous habituer à manger le fromage sans pain, car même si vous avez à votre disposition du *véritable* pain intégral, son index glycémique sera au mieux de 40. Ce n'est donc pas la peine de prendre des risques inutiles, surtout en Phase I. Le mieux est donc de manger le fromage avec de la salade. Autre technique : vous pouvez utiliser un fromage dur (cantal, comté, tomme...) comme support à un fromage mou.

• En Phase I, tous les fromages sont autorisés. Mais on peut à la rigueur finir un repas de ce type par un yoghourt ou du fromage blanc bien égoutté. Il faudra cependant ne jamais exagérer la consommation de fromage blanc (certaines personnes ont, en effet, tendance à faire tout leur repas avec) car on peut penser, comme le font certains auteurs, que les protéines du lait contiennent un facteur de croissance et même de prise de poids (nécessaire à l'engraissement du petit veau et qui pourrait être actif aussi chez l'homme). Cela expliquerait donc qu'une consommation beaucoup trop importante d'un laitage puisse compromettre la perte de poids.

• Par ailleurs, certaines personnes, notamment parmi le troisième âge, supportent mal les laitages ; elles sont intolérantes au lactose, ayant un déficit enzymatique (la lactase) pour le digérer. Cette intolérance (qui n'a rien à voir avec une allergie) peut être source de fermentation et de ballonnements fort désagréables au niveau intestinal.

Desserts

Le gros problème des desserts classiques, c'est qu'ils sont par définition fabriqués à partir de trois ingrédients principaux : de la farine blanche, du sucre et du beurre.

• Certains desserts « Montignac » pourront être faits à partir de fruits cuits (pommes, poires, abricots, pêches...), d'œufs et de fructose, un sucre « naturel » dont l'index glycémique est bas, mais ils pourront être faits aussi à partir de chocolat amer à plus de 70 % de cacao. J'ai beaucoup traité de la confection de ces desserts sans mauvais glucides dans mes différents livres de recettes (voir aussi en annexe), mais leur consommation est plutôt réservée à la Phase II de stabilisation.

En Phase I, vous pourrez de temps en temps, le dimanche par exemple, vous permettre d'en intégrer un dans votre menu, dans la mesure où vous êtes certain que les glucides avec lesquels il est fait ont bien un index glycémique inférieur ou égal à 35.

• Certains desserts peuvent être réalisés avec des édulcorants, dans la mesure où ils ne nécessitent pas une cuisson importante, comme, par exemple, les flans, la crème anglaise ou les œufs à la neige. Mais ma préférence va au fructose, qui se travaille beaucoup mieux en pâtisserie car il a la même consistance que le sucre et supporte bien la chaleur.

Boissons

• Dans la Phase 1, nous avons déjà dit qu'il était préférable d'éviter toute boisson alcoolisée, sauf si l'on est capable de se limiter à un petit verre de vin rouge (10 cl) ou de bière (20 cl) au milieu ou en fin de repas (jamais à jeun). Buvez donc de l'eau, du thé léger ou encore des tisanes si vous aimez cela.

• De toute manière, il est recommandé de boire peu au cours des repas, car vous risquez de noyer vos sucs gastriques, ce qui tend à perturber la digestion. En tout cas, quand vous buvez, commencez uniquement à partir de la deuxième moitié du repas. Évitez de boire en vous mettant à table. C'est une déplorable habitude que trop de nos concitoyens ont prise. Buvez plutôt entre les repas (un litre et demi au minimum). Mais pensez-y, car on oublie trop souvent de le faire.

• Si vous avez l'obligation (professionnelle par exemple) de faire de gros repas pendant la Phase I, je vous rappelle que vous devez vous soustraire à l'apéritif alcoolisé. Prenez un jus de tomate ou un Perrier.

Si vous devez absolument accepter une boisson alcoolisée (un kir, par exemple, a été préparé pour tout le monde et on vous le remet à votre arrivée) acceptez-le, mais ne le buvez pas. Trempez vos lèvres de temps en temps dedans pour « participer », mais ne le consommez pas. Au moment opportun vous pourrez ensuite « l'oublier » quelque part sans que personne ne s'en rende compte. Dans certaines circonstances, il sera peut-être plus difficile de vous en débarrasser. Faites alors preuve d'imagination : mettez-le à la portée de ces gros buveurs qui s'arrangent toujours pour s'emparer « distraitement » du verre des autres, particulièrement lorsque celui-ci est plein. Si cette espèce n'existe pas dans votre entourage immédiat, ce qui serait surprenant car il s'en trouve partout, il vous reste la ressource des pots de fleurs, du seau à champagne, de la fenêtre, si c'est en été, ou du lavabo des toilettes.

RÉCEPTION OU INVITATION

Si vous êtes en Phase I au cours d'une réception, voici quelques conseils :

• Acceptez, comme nous l'avons évoqué précédemment, le verre de champagne qu'on vous glisse dans la main. Gardez-le à la main un certain temps et reposez-le ensuite discrètement.

• La nourriture servie lors d'une réception constitue toujours un véritable problème. Mais il n'y a pas de problème sans solution. Il est naturellement hors de question que vous mangiez des sandwichs (canapés) aussi petits soient-ils, car ils sont faits en partie à base de « mauvais glucides ». En revanche, ce qu'il y a sur les sandwiches est très souvent acceptable : tranche de saumon, saucisson, rondelle d'œuf, asperge, tomate, etc. Si vous êtes assez astucieux pour séparer la partie supérieure du socle de pain, bravo !

• Rien n'est impossible quand on est motivé. Il existe toujours dans une réception des choses tout à fait en accord avec nos règles alimentaires. *Cherchez le fromage!* Il y a souvent du fromage sous une forme ou sous une autre. Mangez-en une tranche ou quelques petits cubes. Sinon cherchez le saucisson ou la petite saucisse de cocktail.

• Si vous pensez faire partie de ces gens qui ne peuvent pas résister devant un étalage de nourriture, si vous croyez que vous allez inéluctablement succomber parce que, lorsque vous avez faim, vous ne pouvez pas vous dominer, voici une solution : avant d'aller à votre réception, grignotez quelque chose de permis pour vous « caler » l'estomac.

Au milieu du XIXe siècle, mon aïeul (arrière-arrière-grand-père), qui avait six enfants, était une fois par an invité à déjeuner avec sa famille chez le directeur de la compagnie pour laquelle il travaillait. Mon arrière-arrière-grand-mère, m'a-t-on rapporté, prenait bien soin ce jour-là de faire préalablement manger à ses six enfants une épaisse soupe. Avec l'estomac bien « calé », les charmants bambins montraient un enthousiasme beaucoup moins excessif pour consommer les plats exceptionnels qu'on ne leur servait jamais à la maison. Mes aïeuls avaient ainsi rapidement acquis la réputation d'avoir des enfants extrêmement bien élevés.

• Si vous avez peur de ne pas résister devant la débauche de nourriture d'un buffet, mangez avant d'aller à votre réception un œuf dur ou un morceau de fromage. Vous pouvez d'ailleurs prendre l'habitude d'avoir avec vous des petits fromages du genre Babybel. (Ces petits en-cas peuvent aussi servir à combler un « petit creux » éventuel en fin de matinée ou d'après-midi. Encore qu'un fruit (une pomme, par exemple, riche en fibres, serait de loin préférable.)

• Sauf chez l'enfant, où le goûter est nécessaire, si vos repas sont bien composés et, notamment, suffisamment riches en protéines et en fibres, vous ne devriez pas avoir faim entre les repas. De toute façon ne confondez jamais en-cas ou goûter et grignotage !

Si vous êtes invité chez des amis, la situation en termes de choix sera, par définition, plus difficile dans la mesure où votre marge de manœuvre sera considérablement réduite.

• Ces amis sont peut-être des gens que vous connaissez bien. Il peut s'agir même peut-être de membres de votre famille. Alors profitez de la liberté que vous avez avec eux pour leur « annoncer discrètement la couleur ». Demandez préalablement ce qu'il y aura à manger et n'ayez aucune crainte à faire des suggestions.

• Dans l'hypothèse où vous auriez très peu d'intimité avec vos hôtes, il vous faudra aviser au dernier moment et improviser. Si cette invitation a un caractère exceptionnel, le niveau du repas sera en rapport. Il serait donc surprenant que l'on vous serve en priorité du riz, du maïs ou des pommes de terre.

• S'il y a du foie gras, mangez-le sans arrière-pensée car il est tout à fait acceptable, étant donné les bonnes graisses qu'il contient. Mais de grâce, *ne mangez pas le toast que l'on vous sert avec, qui est forcément à base de farines blanches.* Personne ne vous y oblige. Pas même la bienséance.

• Si l'on vous sert un magnifique soufflé au fromage, mangez-en comme tout le monde, bien qu'il contienne de la farine. Mais sous prétexte que vous êtes « dans le rouge », ne vous laissez pas aller. N'aggravez pas la situation en acceptant d'en reprendre trois fois.

• Si l'entrée est un pâté en croûte, mangez l'intérieur, qui est généralement un protide-lipide, et laissez le reste discrètement dans un coin de votre assiette. Dans la mesure où vous n'êtes pas en compagnie de familiers, personne n'aura l'impolitesse de vous faire remarquer : « Tiens, vous laissez le meilleur ! » Même si elle se pose la question intérieurement, la maîtresse de maison se gardera bien de vous demander pourquoi « vous n'avez pas aimé sa croûte ».

• En ce qui concerne le plat principal, vous n'aurez, je pense, aucun problème avec les accompagnements, qui sont généralement variés. Dans un dîner, on sert rarement un seul légume. C'est pourquoi, à côté des pommes de terre que vous n'êtes pas obligé de prendre, il y aura sans doute des haricots verts, des brocolis, des champignons ou tout autre légume qui est pour vous « acceptable ».

• Si le service se fait à l'assiette, le choix sera plus difficile. De toute façon, quoi que vous ayez dans votre assiette, personne ne vous oblige à le manger.

• Si après cela, vous avez toujours faim, rattrapez-vous sur la salade et surtout sur le fromage. Si vous faites honneur au fromage, la maîtresse de maison appréciera et vous pardonnera plus facilement d'avoir laissé la croûte de son pâté. Pour qu'un plateau de fromage soit beau, il faut qu'il soit bien garni, avec une grande variété d'espèces. Les invités n'en prennent généralement pas beaucoup car, après tout le pain (blanc) qu'ils ont mangé, ils n'ont plus de place pour le fromage. Faites donc honneur au plateau !

• Le moment critique est évidemment celui du dessert, car il est toujours difficile de dire : « Non merci, je n'en veux pas ». Insistez alors pour n'avoir qu'un *tout petit morceau* et faites comme ceux qui n'ont plus faim, laissez-en une bonne partie dans votre assiette.

• Enfin, attendez le plus longtemps possible pour commencer à boire. Buvez le vin rouge en priorité, particulièrement avec le fromage. Mais limitez-vous au minimum.

Mais si la situation a été pire que ce à quoi vous vous attendiez, si vous n'avez absolument pas pu faire preuve d'imagination pour échapper à l'agression des mauvais glucides alors que vous êtes au beau milieu d'une Phase I, il ne vous reste plus qu'à être encore plus vigilant à l'avenir dans la mise en oeuvre de vos nouveaux principes alimentaires.

Car il vous faut savoir qu'en Phase I, vous restez encore très fragile. Tant que votre pancréas n'aura pas connu une longue période de repos, il sera toujours tenté de répondre avec un excès d'insuline à toute sollicitation intempestive.

C'est pourquoi si, du jour au lendemain, vous apportez à votre organisme une grande quantité de mauvais glucides après l'en avoir privé complètement pendant quelque temps, attendez-vous à ce qu'il s'en donne à cœur joie. Vous courrez donc le risque de reconstituer en une soirée les graisses que vous aviez perdues en plusieurs jours.

Plus vous serez avancé dans le suivi de la Phase I (qui doit s'étaler au moins sur deux ou trois mois), moins la reprise de poids sera catastrophique.

En revanche, si vous faites un « gros excès » deux ou trois semaines après avoir commencé la Phase I vous risquez de revenir subitement à un niveau très proche de celui où vous étiez lorsque vous avez commencé. Cela peut être complètement décourageant. Dites-vous cependant, comme en d'autres circonstances, qu'une bataille perdue ne compromet pas pour autant vos chances de gagner la guerre.

LE DÎNER

La grande différence entre le déjeuner et le dîner, c'est que ce dernier est la plupart du temps pris à la maison, ce qui est à la fois un avantage et un inconvénient. C'est un inconvénient parce que chez soi, le choix est toujours plus limité. Et puis chez soi, la plupart du temps, on est en famille et il y a un menu commun pour tout le monde. Mais si vous avez su convaincre votre entourage familial et donner les recommandations qui conviennent, vous devriez n'avoir aucune difficulté.

Le dîner sera :

• soit identique au déjeuner, mais en plus léger, c'est-à-dire en limitant la consommation de graisses au profit de légumes,

• soit protido-glucidique comme le petit-déjeuner, c'est-à-dire composé majoritairement de « bons » glucides, en évitant les apports de graisses saturées (viande, beurre, laitages entiers...) et en limitant au minimum les apports de graisses poly et moninsaturées (juste à la rigueur la vinaigrette d'une salade).

Car ce sont les graisses du dîner qui sont les plus facilement stockables. L'activité hormonale nocturne et l'équilibre du système nerveux végétatif facilitent la constitution des graisses de réserve. Les graisses du dîner (particulièrement si elles sont saturées) ont donc plus de risque d'être stockées que si elles avaient été consommées dans la première partie de la journée.

Dîner n° 1

• Comme pour le déjeuner, il pourra comprendre une entrée, par exemple une salade, des crudités mais aussi un potage ne comportant que de « bons glucides ». Le plat principal sera constitué de protéines et de lipides (viandes, poissons, œufs...) accompagnés d'un légume figurant dans la liste des glucides à index glycémique très bas.

• L'idéal serait de commencer le repas du soir par une soupe de légumes épaisse. Dans cette soupe, on pourra mettre des poireaux, du céleri, du chou, etc. Elle sera composée exclusivement des légumes figurant dans le tableau des index glycémiques très bas. Attention ! la cuisinière risque d'être tentée d'y mettre une pomme de terre car pour elle une soupe de légumes sans pomme de terre, cela ne peut pas exister. La pomme de terre a, en effet, le pouvoir de lier la soupe. Le céleri pourra jouer ce rôle.

Il y a un autre moyen de bien lier la soupe de légumes, c'est de rajouter un jaune d'œuf ou quelques champignons de Paris passés au mixer et réduits en purée. Par ailleurs, il a été montré qu'une soupe qui contient de gros morceaux favorise plus l'amaigrissement que si elle est mixée et trop liquide.

• Le soir, il vaudra mieux éviter de manger de la viande, sauf si c'est de la volaille maigre. Prenez plutôt du poisson, car comme nous l'avons déjà dit, les graisses de poisson sont beaucoup moins facilement stockables. Certaines études prétendent même qu'elles favoriseraient l'amaigrissement.

• Évitez la charcuterie le soir, notamment si vous avez mangé de la viande de bœuf, veau, mouton, ou porc à midi. Cela constituerait un apport trop important de graisses saturées pour la journée. Ces graisses sont à la fois plus propices au stockage la nuit et leur consommation en excès peut mettre en péril votre taux de cholestérol.

• Comme laitage, le fromage reste le bienvenu éventuel, mais il convient d'alterner avec le yoghourt, dont nous savons aujourd'hui qu'il recèle d'importantes vertus nutritionnelles. On sait en effet qu'il permet d'équilibrer la flore intestinale. On a même découvert récemment qu'il contribuait à faire baisser le cholestérol mais aussi à renforcer la résistance aux infections ou encore à lutter contre la constipation. Mais attention ! Ne mangez que de bons yoghourts, sans parfums artificiels ni fruits sucrés. Vous serez sûr de ne pas vous tromper en achetant les yoghourts nature ou au bifidus.

• Comme vous mangez le plus souvent chez vous au dîner, profitez-en, en tout cas, pour manger des choses permises, simples, que vous aimez. Comme le pot au feu (dégraissé), les maquereaux ou les sardines. Mangez des choses que vous ne trouvez jamais au restaurant, comme les artichauts bouillis. Ils sont délicieux, riches en sels minéraux et comportent beaucoup de fibres, ce qui améliore le transit intestinal et fait baisser la glycémie.

• N'oubliez surtout pas de manger des légumes (tomates, épinards, endives, aubergines, choux-fleurs, poireaux, courgettes, brocolis, champignons) que vous pouvez préparer de différentes manières, cuits à la vapeur par exemple, et que l'on peut (pour certains) regrouper pour faire un plat à part entière (ratatouille).

Dîner n° 2

La formule n° 2 est de loin le dîner qui vous permettra d'obtenir les meilleurs résultats dans la poursuite de votre programme d'amaigrissement.

• Comme le petit-déjeuner, il sera surtout composé de glucides à index glycémique bas et surtout très bas, de protéines, et il comportera peu, voire très peu de graisses (aucune graisse saturée et un minimum de graisses poly et monosaturées).

• Pour composer ce repas, on pourra choisir parmi les plats suivants :

– soupe de légumes (sans pomme de terre ni carottes),

– riz complet avec un coulis de tomates,

– pâtes, et plus particulièrement des spaghettis, cuites *al dente* (si elles sont intégrales, c'est encore mieux) que l'on pourra accompagner d'une sauce tomate au basilic ou aux herbes de Provence,

– lentilles aux oignons,

– haricots blancs ou rouges,

– semoule complète avec des légumes,

– artichaut avec une vinaigrette à l'huile d'olive ou maigre (citron, moutarde et yoghourt maigre),

– salade assaisonnée avec une vinaigrette normale à l'huile d'olive, ou une vinaigrette maigre comme précédemment.

• Pour le dessert, on pourra toujours avoir recours à l'éternel fromage blanc à 0 % ou au yoghourt nature (son contenu en graisses est négligeable) ou maigre, dont le goût peut être relevé avec un peu de « marmelade » de fruits sans sucre. Mais on pourra aussi consommer des fruits cuits (pommes, poires, abricots, pêches...), qui n'ont pas du tout les mêmes effets secondaires que les fruits crus (ils ne fermentent pas). C'est pourquoi ils peuvent être consommés en fin de repas.

• Faites ce dîner n°2 deux, trois ou quatre fois par semaine ou tous les jours si vous le souhaitez. Il vous permettra un rééquilibrage de votre alimentation en privilégiant des bons glucides et notamment les légumineuses (lentilles, haricots, pois chiches...) qui contiennent des protéines végétales.

Pour une répartition harmonieuse des plats principaux sur une semaine, il est souhaitable de manger :

3 fois par semaine : de la viande (ou de la charcuterie)

3 fois par semaine : des volailles

1 à 2 fois par semaine : des œufs

3 à 4 fois par semaine : du poisson

3 à 4 fois par semaine : des « bons » glucides (aliments complets, légumineuses) en-dehors des accompagnements qu'ils peuvent constituer dans les plats principaux précédents.

• Les féculents dont l'index glycémique est bas (lentilles, haricots, pois, pois chiches, pâtes, riz complet...) non seulement peuvent faire partie du dîner, mais ils doivent y figurer en bonne place.

Trop de personnes hésitent devant cette recommandation car ils pensent encore que « les féculents, ça fait grossir ». Et bien non ! Car, comme nous l'avons vu précédemment, il y a les « bons » et les « mauvais » féculents. Il suffit de choisir.

Rappelez-vous qu'adopter la méthode Montignac, c'est d'abord balayer les idées reçues. Ainsi, si des féculents figurent sur la liste des glucides à index glycémique bas et surtout très bas, vous devez en manger, pas seulement en accompagnements, mais aussi en plat principal.

PIQUE-NIQUE

Au stade où nous en sommes, vous avez, j'en suis persuadé, définitivement chassé de votre esprit le sandwich jambon-beurre de votre bistrot préféré (qui n'est pas d'ailleurs ce que l'on fait de pire en la matière) et plus encore, je l'espère, l'infâme petit pain rond au *burger* haché des fast-food. Je vous dirai en conclusion de ce livre tout le mal que je pense des déplorables habitudes alimentaires modernes qui contaminent toutes les cultures dans le cadre de la mondialisation. Mais le *fast-food* n'en est pas moins une réponse pratique à l'organisation nouvelle de notre société. Ce qui est regrettable, c'est que l'essentiel des aliments qui sont privilégiés dans cette forme de restauration sont des glucides à index glycémique élevé et même très élevé.

Pendant plusieurs décennies, les Américains ont été obsédés par les graisses, qu'ils ont cherché à chasser de tous les aliments. Les industriels de l'industrie agro-alimentaire ont alors rivalisé d'imagination pour les supprimer, tout en gardant leur goût ou encore pour les remplacer par des substituts. Si cela n'a pas servi à grand chose dans la lutte contre l'obésité, puisque les graisses constituaient une fausse piste, cela nous a au moins prouvé que l'industrie alimentaire était toujours capable d'ingéniosité.

Lorsque les responsables auront compris que l'ennemi est moins les graisses que les mauvais glucides, ils seront sans aucun doute capables de nous concocter un *fast-food* dont les glucides seront exclusivement choisis dans la colonne des glucides à index glycémique bas et très bas. Ce qui ne veut pas dire qu'ils ne soit pas important de s'occuper aussi de la nature des graisses.

Mais en attendant que cela existe, vous pouvez inventer pour vous même un *fast-food* acceptable. Nous pouvons donc ainsi imaginer un « sandwich Montignac » :

• Le pain devra d'abord être obligatoirement du *vrai* pain intégral. Il pourra même être toasté, car le fait de faire griller du pain réduit son index glycémique (phénomène de rétrogradation).

• Entre les deux tranches de pain, il sera possible de disposer n'importe quel glucide à index glycémique bas, en évitant toutes les graisses, sauf celles de poisson ou encore l'huile d'olive. Les viandes très maigres (blanc de poulet, filet de dinde) seront aussi acceptables.

GARNITURES POSSIBLES POUR UN SANDWICH AU VÉRITABLE PAIN INTÉGRAL		
Salade Concombre Tomates Carottes crues Artichauts Purée de lentilles vertes Purée de pois chiches Oignons Champignons Poivrons	Fromage à 0 % Yoghourt nature ou à 0 % Moutarde forte Cottage cheese à 0 % (cuit à la vapeur)	Saumon fumé Harengs Thon au naturel Blanc de poulet Filet de dinde Jambon blanc (maigre)

Mais en-dehors du sandwich au pain intégral garni exclusivement avec les ingrédients listés ci-dessus, il est toujours possible d'emporter son déjeuner dans une boîte étanche, dans laquelle on aura réalisé un plat à partir des aliments que nous avons listés précédemment, et notamment du blanc de poulet, du gruyère, du thon, des crudités, mais encore des lentilles, etc.

• Si vous n'avez pas pu préparer votre déjeuner, vous pouvez toujours en improviser un en achetant au dernier moment tout ce qu'il vous faut pour faire une petite dînette. Vous pourrez par exemple vous procurer :

– *du jambon* (blanc ou de pays). Je recommande le Parme, car il est toujours coupé en très fines tranches qui peuvent être mangées sans fourchette ni couteau ;

– *du saucisson* (le moins gras possible), mais il vous faudra un couteau. Un coupe-papier peut faire l'affaire ;

– *des œufs durs :* on en trouve pratiquement dans toutes les charcuteries, mais aussi dans les bistrots ;
– *des tomates :* si vous prenez la précaution d'avoir en permanence à portée de la main des mouchoirs en papier, la tomate est idéale.
– *du fromage :* tous peuvent faire l'affaire, mais nous devons, dans cette rubrique, rester avant tout pratique. J'exclurai d'office tous ceux dont la manipulation n'est pas facile parce qu'ils coulent par exemple, ou encore parce que leur odeur un peu forte peut ne pas être appréciée de vos proches voisins, surtout si vous êtes dans le train. Faites donc votre sélection parmi les gruyères, comtés, cantal, pyrénées et autres. Tout cela sera naturellement mangé sans pain, même intégral.

• Mais si vous êtes complètement à jeun, vous pourrez, comme je vous l'ai déjà signalé, faire pour votre pique-nique un repas de fruits frais (pommes, poires notamment) ou secs (abricots, figues). Mangez-en autant que vous voulez jusqu'à satiété. L'ennui avec les fruits, c'est qu'ils se digèrent rapidement. C'est pourquoi l'idéal est de les manger avec quelque chose de plus consistant contenant des protéines : des amandes, des noisettes, des noix par exemple, ou encore un yoghourt buvable.

Le goûter

Si vous suivez correctement les principes de la méthode et si votre repas de midi est assez consistant, vous ne devriez pas ressentir le besoin de manger avant le dîner. Quoi qu'il en soit, si en fin d'après midi vers cinq ou six heures, vous ressentez une faim tenace, il est préférable de manger quelque chose.

• Surtout n'ayez jamais recours aux mauvais glucides interdits, tels que petits gâteaux secs, chips, pop-corn.... et encore moins, naturellement, aux barres pseudo-chocolatées et autres coupe-faim. Mangez alors une ou deux pommes, ou encore des fruits secs de préférence (abricots ou figues). Mais vous pouvez encore manger un yoghourt avec un peu de marmelade sans sucre ajouté.

• Si vous pratiquez un sport en fin de journée, un quart d'heure avant cet effort physique, vous pouvez mangez des fruits (frais ou secs). L'énergie apportée par ces bons glucides sera utilisée immédiatement pour le fonctionnement musculaire nécessaire à l'effort.

AUTRES RECOMMANDATIONS

Nous arrivons maintenant au terme des explications fondamentales nécessaires à la mise en œuvre de la Phase I.

Si avant l'adoption de ces principes alimentaires, vous mangiez normalement du sucre, que vous étiez un grand amateur de friandises ou de gâteaux, et surtout que vous consommiez une quantité importante de pain blanc sous toutes ses formes et plus encore de pommes de terre, vous pourrez perdre quatre à cinq kilos dès le premier mois.

Ne vous arrêtez surtout pas à ce moment-là, en revenant à vos anciennes mauvaises habitudes alimentaires, car les mêmes causes produisant les mêmes effets, vous auriez toutes les chances de reprendre rapidement ce que vous avez perdu. Il faut éviter à tout prix l'obésité accordéon. Après cette première période, l'amaigrissement se poursuivra dans la mesure où vous appliquerez scrupuleusement mes recommandations.

Cette perte de poids devrait donc suivre un rythme soutenu, bien que son amplitude soit de nature tout à fait individuelle. Pour certaines personnes, c'est en effet beaucoup plus rapide que pour d'autres.

L'expérience montre que des résultats rapides sont obtenus souvent plus facilement chez les hommes que chez les femmes, sauf peut être chez les hyper-anxieux ou chez ceux qui suivent des traitements médicaux particuliers (certains médicaments favorisent en effet la prise de poids).

L'excès de poids chez les hommes est en effet presque exclusivement dû à l'hyperinsulinisme. Les femmes, quant à elles, sont soumises à une plus grande influence de leur système hormonal, ce qui peut contribuer à perturber leur poids. Mais cela ne veut pas dire pour autant que l'on parviendra à terme à de moins bons résultats. On a pu cependant remarquer que certains sujets féminins avaient parfois plus de difficultés que d'autres.

Quatre causes possibles ont pu être identifiées comme facteur de ralentissement :
– l'anxiété, qui stimule anormalement la sécrétion d'insuline
– les dérèglements hormonaux au moment de l'adolescence et de la ménopause
– les problèmes thyroïdiens, (hypothyroïdie), somme toute assez rares
– certains organismes féminins opposent une certaine forme de résistance à l'amaigrissement, tout au moins au début, du fait des multiples privations dont ils ont pu être victimes à la suite du suivi de régimes hypocaloriques abusifs et successifs qui ont même pu contribuer à augmenter le nombre de cellules graisseuses.(Pour en savoir plus sur les résistances à l'amaigrissement, voir annexe 3).

Si vous aviez préalablement quelques problèmes avec votre taux de cholestérol, il n'y aura désormais plus de raison d'avoir la moindre crainte. Car l'expérience a montré que la consommation de glucides à index glycémique bas, associée à un bon choix des graisses, comme je le conseille dans ce livre, conduisait dans la très grande majorité des cas à sa normalisation.

Il s'agit notamment d'éviter les graisses saturées qui augmentent la cholestérolémie, et de choisir de préférence les graisses qui font baisser le mauvais cholestérol, comme celles qui font augmenter le bon. Ces notions sont, enfin, définitivement admises par tous les spécialistes du monde et les publications scientifiques dans ce domaine sont très nombreuses (voir chapitre 8 sur l'hypercholestérolémie).

Bien que cela soit improbable, il se pourrait cependant que votre médecin ne soit pas tout à fait d'accord avec cette nouvelle approche alimentaire, qui ne correspond pas à ce qui lui a été enseigné. L'évolution des mentalités se fait, dans ce domaine comme dans beaucoup d'autres, avec une certaine lenteur, même lorsque des faits scientifiques irréfutables leur sont opposés.

Sachez en tout cas *qu'il n'y a aucune contre-indication à suivre les principes de ma méthode.* Quel risque en effet pourrait-il y avoir à consommer plutôt des aliments naturels, bruts, riches en fibres et en micro-nutriments (vitamines, sels minéraux, oligo-éléments) ce que nos ancêtres ont fait avant nous pendant des millions d'années ?

Comment pourrait-on être stupide au point de soutenir que la consommation de glucides à index glycémique élevé (le sucre, les farines raffinées, les pommes de terre, les espèces hybrides modernes à haut rendement , les produits ayant subi des traitements industriels) est meilleure pour la santé ? Une telle affirmation relèverait de la même inconscience (voire débilité mentale) que de prétendre qu'il est plus sain de vivre dans l'atmosphère polluée d'une grande ville que dans l'air pur de la moyenne montagne.

Si certains critiquent sans savoir vos nouveaux choix alimentaires, laissez-les faire et laissez-les simplement s'étonner des résultats que vous ne manquerez pas d'obtenir. Pas seulement au niveau du poids, mais aussi en ce qui concerne l'amélioration des paramètres de votre bilan sanguin.

Car en respectant normalement les règles de la Phase I, il est impossible que vous n'obteniez pas de résultat. Si c'était le cas, ou si l'amaigrissement était anormalement long, c'est qu'il y aurait quelque chose que ne feriez pas correctement (voir annexe 3). Il faudrait alors, pendant quelque temps, dresser une liste *exhaustive* de tout ce que vous mangez du matin au soir. A la lumière du contenu de ce carnet alimentaire, vous trouveriez certainement ce qui ne va pas en repassant en revue tous les principes que nous venons de voir. Vous pourriez, par exemple, consommer beaucoup trop de yoghourts ou de fromages blancs, ou encore faire une consommation régulière de potages qui, selon les dires de votre entourage, ne contiennent que des légumes « autorisés », tels que tomates, oseille, poireaux, etc., ce qui se révélerait être faux.

Soyez toujours plus suspicieux et vérifiez vous-même à la source. Vous pourriez, par exemple, découvrir que les fameux potages proviennent de soupes en boîte ou en sachet. Or, si vous prêtez attention à leur composition, obligatoirement précisée sur le conditionnement, vous remarquerez avec stupéfaction qu'en plus des légumes autorisés, ils contiennent de nombreux mauvais glucides sous la forme de fécule d'amidon, sucres, dextrose et autres agents épaississants tels que les amidons modifiés.

Soyez donc méfiant ! Même si nos principes alimentaires ne sont pas difficiles à mettre en œuvre, ils demandent, tout au moins dans la première phase, de faire quelques efforts et avouons-le, quelques sacrifices. Ne prenez donc pas le risque de les compromettre stupidement.

Mais attention ! Si vous suivez actuellement (ou si vous avez très récemment suivi) un régime hypocalorique, ne passez pas trop brusquement à l'application de la méthode. Car votre organisme rationné a gardé la mémoire de ces récentes frustrations. La survenue brutale d'une quantité plus importante de nourriture pourrait peut-être (ce n'est jamais systématique) inciter votre corps à faire des réserves. Il existerait alors un petit risque de prendre un ou deux kilos avant de commencer à maigrir. Pour éviter cette reprise de poids inutile, commencez à appliquer la méthode, mais en surveillant encore les quantités pendant quelques jours, et en augmentant progressivement votre ration jusqu'à ce que vous soyez arrivé à un niveau de satiété normale.

Si vous sortez d'une période hypocalorique où votre régime était mal équilibré, vous risquez aussi de constater (au début seulement de la méthode) que votre poids ne bouge pas beaucoup, bien que votre silhouette s'affine. Vous sentez que vous maigrissez, et pourtant votre balance n'accuse pas de perte de poids. L'explication est simple : c'est tout simplement parce que vous êtes en train de reconstituer votre masse musculaire. Vous perdez en réalité de la graisse, mais celle ci fait place à du muscle qui prend moins de place que la graisse mais dont le poids est supérieur.

Enfin, si vous aviez auparavant une alimentation très pauvre en fibres, ne les introduisez en plus grande quantité que *très progressivement* pour que votre intestin s'y habitue. La flore du côlon se modifiera progressivement, ce qui permettra une bonne digestion de cette ration plus notable de fibres, sans pour autant avoir des troubles intestinaux. Si vous augmentiez trop rapidement votre apport en fibres (aliments complets, légumineuses, fruits, légumes, crudités), vous risqueriez les premiers temps d'avoir des ballonnements, des petites douleurs abdominales, voire des selles très molles et fréquentes.

DURÉE DE LA PHASE I

La question légitime que l'on ne manque pas de poser une fois parvenu à la fin de ce chapitre est : combien de temps doit-on rester en Phase I ?

Au risque de faire sourire, je répondrai par une formule chère à l'un de nos grands comiques français aujourd'hui disparu : un certain temps ! Car cela dépend en fait d'un grand nombre de paramètres.

On pourrait répondre que la Phase I doit durer le temps nécessaire pour se débarrasser de sa surcharge pondérale, sachant que la progression de l'amaigrissement se fait généralement selon des critères individuels.

Mais on pourrait par ailleurs énoncer comme règle que la fin de la Phase I correspond à l'atteinte du poids idéal. Et pour le calculer, il suffit de se reporter au chapitre 12. Mais au lieu de parler de poids idéal, nous devrions plutôt parler de poids de forme ou d'équilibre, une notion très individuelle qui correspond à l'atteinte d'un seuil au-delà duquel l'organisme décide de lui-même de se stabiliser et de ne plus maigrir.

Si vous avez 10 ou 15 kilos à perdre, la Phase I pourrait donc durer de quelques semaines à quelques mois. Si vous n'en avez que 4 ou 5 à perdre, vous pouvez être tenté de l'écourter sitôt l'objectif atteint. Mais je vous rappelle que le but de la Phase I, outre de se délester de ses kilos en trop, est surtout *de rééquilibrer le fonctionnement de son pancréas*, pour lui permettre ainsi de *remonter son seuil de tolérance au glucose*. Ceci nécessite donc au moins 2 à 3 mois. En conséquence, si vous écourtez prématurément la Phase I vous risquez, bien que les kilos éventuels aient disparu, de n'avoir pas encore donné à votre pancréas tout le temps nécessaire pour qu'il se « refasse une santé ».

Dans l'hypothèse où vous n'auriez pas de kilos à perdre et que vous suiviez les principes de la méthode uniquement pour retrouver une plus grande vitalité physique et intellectuelle, le problème serait évidemment le même. Vous avez en effet intérêt à prolonger le plus longtemps possible la Phase I, pour réharmoniser d'une manière définitive toutes vos fonctions métaboliques et digestives.

En réalité, la question de la durée de la Phase I ne devrait pratiquement pas se poser, car le passage en Phase II ne se fera pas du jour au lendemain, mais alternativement et très progressivement. Et puis vous constaterez que la Phase I n'est aucunement contraignante puisqu'elle ne fait pas l'objet de limitation quantitative. Vous verrez d'ailleurs que vous serez tellement bien en Phase I que vous aurez même du mal à en sortir.

Nous avons, au cours de cette première partie, découvert progressivement deux nouvelles catégories de glucides, les « bons », que l'on pourra consommer sans préjudice pour l'embonpoint, et les « mauvais », qu'il faudra traquer et éviter systématiquement. Leur différence s'explique par l'importance de l'absorption intestinale du glucose, qui est fonction de plusieurs paramètres : le contenu en fibres, le contenu en protéines, le degré de cuisson qui conditionne la gélatinisation de leur amidon et le traitement industriel éventuel qu'ils ont subi.

C'est ainsi que plus la farine est raffinée, plus son index glycémique est élevé et plus la réponse insulinique sera élevée, voire excessive. Or cet excès d'insuline favorise, comme nous l'avons vu, le stockage des graisses présentes dans le repas. De même, plus la pomme de terre subit une cuisson forte (friture, four), plus son index glycémique s'accroît.

Cette conséquence est d'ailleurs la même pour tous les féculents, y compris ceux qui *a priori* ont des index gly-

RÉSUMÉ DES GRANDS PRINCIPES DE LA PHASE I

• Manger à satiété sans restriction quantitative et sans compter les calories.

• Faire à heures fixes trois repas par jour et ne jamais sauter de repas.

• Éviter toute forme de grignotage entre les repas. Une collation éventuelle est acceptable au goûter en fin d'après-midi si elle permet d'alléger le dîner.

• Les repas doivent être structurés et variés.

• L'équilibre alimentaire entre les trois principaux nutriments (glucides, lipides, protéines) doit se faire sur la journée, mais chaque repas devra obligatoirement comporter des glucides et des protéines.

• Le petit-déjeuner sera centré sur les bons glucides, avec peu ou pas de graisses.

• Le déjeuner sera protido-lipido-glucidique, mais les glucides auront obligatoirement un index glycémique très bas (inférieur ou égal à 35).

• Le dîner sera soit identique au déjeuner, mais en plus léger et avec peu de graisses, soit essentiellement centré sur les glucides. Dans ce dernier cas, s'il y a un apport en graisses saturées, les glucides devront avoir un index glycémique inférieur ou égal à 35. S'il n'y a pas d'apport en graisses saturées et que les graisses poly et monoinsaturées sont réduites au minimum, l'index glycémique des glucides pourra être aussi compris entre entre 35 et 50.

• Limiter la consommation de graisses saturées (viandes, charcuteries grasses, beurre, laitages entiers) au profit des graisses de poisson et de l'huile d'olive, tournesol..

• Éviter de boire des boissons sucrées.

• Ne pas consommer plus d'un verre de vin (10 cl) ou de bière (20 cl) à chaque repas.

• Éviter les cafés trop forts : prendre l'habitude de boire du décaféiné.

• Prendre son temps pour manger. Assurer une bonne mastication et éviter toute tension au cours des repas.

cémiques bas. C'est le cas des lentilles (22 à 30) qui, lorsqu'elles sont cuites pendant des heures au point qu'elles ne forment qu'une crème épaisse et gélatineuse (comme on le fait couramment en Inde) peuvent se retrouver avec un index glycémique élevé à 60 ou 70.

Comme vous l'avez découvert, cette notion d'index glycémique est *basique* dans la méthode Montignac. Car vous avez bien compris que si l'on grossit (et *a fortiori* si l'on devient obèse) c'est parce que l'on est hyperinsulinique. Et que si l'on est hyperinsulinique, c'est en fait parce que nos glycémies à la fin des repas (post-prandiales) sont beaucoup trop élevées. Et si nous sommes ainsi périodiquement en hyperglycémie, c'est parce que notre alimentation est trop hyperglycémiante, ce qui est dû au fait que les glucides que nous consommons ont des index glycémiques beaucoup trop élevés.

Il n'est pas inutile de rappeler encore ici que pendant près d'un demi-siècle, les nutritionnistes et autres diététiciens se sont trompés de piste. Ils ont mis l'accent sur le « *quantitatif* » de l'alimentation, en recommandant aux obèses de diminuer leurs apports caloriques, alors que nous découvrons aujourd'hui que c'est le « *qualitatif* » des aliments qui est déterminant.

Vous avez donc réalisé dans les chapitres précédents qu'il y a de « bons » et de « mauvais » glucides, les uns faisant maigrir et les autres grossir en induisant des mécanismes métaboliques différents. De même, il y a de bonnes et de mauvaises graisses, certaines faisant (indirectement) augmenter le cholestérol alors que d'autres le font précisément baisser (voir chapitre 8).

Avant de passer aux tableaux récapitulatifs de ce que nous venons de découvrir, j'aimerai vous faire prendre conscience ici du formidable espoir qu'il y a dans la méthode Montignac pour tous ceux qui se battent désespérément avec les kilos en trop.

Avec ce qu'il faut bien qualifier la « diététique de l'échec », par nature hypocalorique, il fallait manger toujours moins, se dépenser toujours plus et il n'y avait pratiquement pas de résultats. Avec les principes de la méthode Montignac, nous réalisons qu'il existe une véritable *réversibilité* dans la pathologie métabolique que représente l'obésité. En mangeant normalement à sa faim, mais en choisissant judicieusement nos aliments, nous pouvons enfin nous débarrasser définitivement de nos kilos en trop, retrouver une meilleure santé en général et une plus grande joie de vivre en particulier. (Pour connaître les résultats obtenus sur la perte de poids par le suivi de la méthode, voir annexe 5).

PETIT-DÉJEUNER A DOMINANTE GLUCIDIQUE

	RECOMMANDÉ	ACCEPTABLE	INTERDIT
FRUITS FRAIS*	Pomme, poire, orange, citron, pamplemousse, kiwi, pêche, raisin, nectarine, cerise, prune, fraise, framboise.	Ananas Papaye Mangue	Banane Châtaigne Fruits en boîtes sucrés
PAIN VIENNOISERIE GÂTEAUX ET SUCRERIES	Pain intégral	Pain complet véritable Pain noir allemand Pain de seigle complet Sablé intégral Petit suédois grillé complet Pain grillé complet Bagel intégral	Pain blanc Pain de mie Biscotte Croissant Pain au lait Madeleine Muffin Biscuit Waffle Sucre Miel Sirop d'érable
CÉRÉALES ET LEVURES	Céréales brutes sans sucre Son d'avoine Germe de blé Levure de bière	Muesli sans sucre Flocons d'avoine Son de blé	Céréales sucrées Corn-flakes Flocons divers Riz soufflé Pop-corn
CONFITURES	Marmelade sans sucre Compote de pommes sans sucre	Confiture au fructose Purée de noisettes sans sucre	Confitures Gelée de coing Purée de noisettes sucrée
LAITAGES ET SOJA	Yoghourt 0 % ou nature Fromage blanc 0 % Cottage cheese 0% Yoghourt au soja naturel	Yoghourt entier Fromage blanc à 15 % Cottage cheese à 15 %	Yoghourt entier sucré Yoghourt aux fruits Yogourt au soja sucré
BOISSONS	Lait écrémé en poudre Café décaféiné Thé léger Chicorée Chocolat dégraissé Lait de soja	Jus de fruit frais* Jus de légume Lait 1/2 écrémé	Jus de fruit sucré Soda, limonades Boissons au cola Boissons alcoolisées Lait entier Farines chocolatées

* A consommer impérativement 15 à 30 minutes avant le reste du petit-déjeuner.

PETIT-DÉJEUNER SALÉ

	RECOMMANDÉ	ACCEPTABLE	INTERDIT
FRUITS *		Pommes Fraises Framboises Citron Abricots	Fruit confits Salade de fruits en boîte Bananes Châtaignes
ŒUFS		Œufs au plat Œufs à la coque Omelette Œufs brouillés	
POISSONS	Saumon fumé Truite fumée Harengs Crevettes		
CHARCUTERIES		Bacon Saucisses (chipolatas) Jambon cru Jambon blanc	Saucisses de Francfort
FROMAGES		Fromages fermentés Fromages frais Yoghourt	
PAIN VIENNOISERIES CÉRÉALES SUCRERIE		Avec le poisson seulement : • pain intégral grillé • petit suédois intégral** • crakers riches en fibres Éviter le pain avec les graisses saturées : • Charcuteries • Œufs • Fromages	Tous les pains Toutes les céréales Toutes les viennoiseries Tous les gâteaux Le sucre Le miel Le sirop d'érable
BOISSONS	Lait écrémé Café décaféiné Thé léger Chicorée Chocolat	Lait 1/2 écrémé	

* A consommer impérativement 20 à 30 minutes avant le reste du petit déjeuner.

** sans sucre ni huile de palme

EXEMPLES DE PETITS-DÉJEUNERS À DOMINANTE GLUCIDIQUE

Jus d'orange frais Pêche	Jus de carotte frais Orange	Jus de pamplemousse/ orange Kiwi
Pain intégral Marmelade sans sucre Yoghourt 0 %	Flocons d'avoine Confiture au fructose Fruits secs Yoghourt 0 %	Muesli sans sucre Son d'avoine Germes de blé Cottage cheese 0 %
Café décaféiné Lait écrémé en poudre	Thé Lait écrémé en poudre	Café léger Lait écrémé en poudre

Jus de pomme frais Framboises	Jus d'orange/citron Poire	Jus d'abricot Pruneaux
Pain intégral Beurre /huile d'olive Yoghourt 0% Germe de blé	Petit suédois intégral* Compote sans sucre Yoghourt 0% Levure de bière	Crackers riches en fibres* Purée de noisette sans sucre Yoghourt soja
Café/chicorée Lait écrémé en poudre	Céréales torréfiées Lait écrémé en poudre	Thé léger Lait écrémé en poudre

* sans sucre et sans huile de palme

EXEMPLES DE PETITS-DÉJEUNERS SALÉS

Jus d'orange frais Pomme	Jus de carotte frais Framboises	Jus de pomme frais Fraises
Saumon fumé Petit Suédois intégral* Tomates Concombres	Œufs à la coque Jambon cru dégraissé Salade Tomates	Œufs brouillés Jambon blanc dégraissé Fromages fermentés Champignons Tomates
Café Lait de soja	Thé Lait	Café décaféiné Lait écrémé en poudre

* sans sucre et sans huile de palme

REPAS ÉQUILIBRÉS PHASE I (DÉJEUNER OU DÎNER)

avec glucides à index glycémique très bas

ENTRÉES			
CRUDITÉS	**POISSONS**	**CHARCUTERIES***	**AUTRES**
RECOMMANDÉS			
Asperges	Saumon fumé	Saucisson sec	Mozzarella
Tomates	Saumon mariné	Jambon cru	Chèvre chaud
Concombres	Sardines	Jambon blanc	Ris de veau
Artichauts	Maquereaux	Chipolata	Cuisses de grenouille
Poivrons	Harengs	Saucisse sèche	Escargots
Céleri	Anchois	Museau	Omelette
Champignons	Thon	Pâté de tête	Œufs durs
Haricots verts	Foie de morue	Viande de grison	Œufs brouillés
Poireaux	Crevettes	Frisée aux lardons	Œufs mimosa
Cœur de palmier	Coquilles St-Jacques	Salade de gésiers	Aspic d'œufs
Chou	Gambas	Rillettes d'oie	Soupe de poissons
Chou-fleur	Scampi	Pâtés de foie	
Cornichons	Langouste	Foie gras	
Avocats	Homard		
Germes de soja	Caviar		
Quinoa	Coques		
Laitue	Praires		
Endives	Bigorneaux		
Mâche	Crabe		
Pissenlit	Bulots		
Scarole	Calamars		
Cresson	Seiches		
Brocolis	Pétoncles		
Radis	Huîtres		
Carottes crues	Langoustines		
Lentilles			
Haricots secs			
Pois chiches			
A PROSCRIRE			
Carottes cuites		Boudin blanc	Feuilletés
Betteraves		Quenelles	Bouchées à la reine
Maïs		Terrines contenant de la farine	Quiches
Riz			Crêpes
Taboulé			Soufflés
Pommes de terre			Blinis
Pâtes			Toasts
			Croûtons
			Pizzas
			Beignets
			Fondue savoyarde

* Les charcuteries devront être choisies en fonction de leur faible concentration en graisses saturées (voir chapitre 8).

REPAS ÉQUILIBRÉS PHASE I (DÉJEUNER OU DÎNER)

avec glucides à index glycémique très bas

PLAT PRINCIPAL			
POISSONS	**VIANDES**	**VOLAILLES**	**CHARCUTERIES, ABATS, GIBIERS**
RECOMMANDÉS			
Saumon Maquereau Thon Sardine Hareng Bar Cabillaud Colin Lieu Sole Limande Saumonette Lotte Merlan Morue Sandre Rouget Truite .... En général tous les poissons de mer et de rivière	Bœuf Veau Porc Mouton Agneau Cheval	Poulet Poule Chapon Pintade Dinde Oie Canard Caille Faisan Pigeon	Lièvre Lapin de garenne Chevreuil Sanglier Andouillette Boudin noir Jambon Cœur de bœuf Ris de veau Rognons Pieds de porc Lapin
A PROSCRIRE		**A ÉVITER**	
Poisson pané	Morceaux trop gras	La peau	Consommation trop fréquente

* Dans un but de prévention des risques cardio-vasculaires, les charcuteries devront être choisies en fonction de leur faible concentration en graisses saturées (voir chapitre VIII)

REPAS PHASE I (DÉJEUNER-DÎNER)
Avec glucides à index glycémique très bas (≤ 35)

ACCOMPAGNEMENTS	
RECOMMANDÉS	**A PROSCRIRE**
Lentilles	Couscous
Pois chiche	Châtaignes
Pois cassés	Pommes de terre
Haricots secs (blancs)	Carottes cuites
Haricots verts	Riz
Brocolis	Navets
Aubergines	Panais
Courgettes	Fèves cuites
Épinards	Potirons
Champignons	Rutabagas
Salsifis	Gnocchi
Céleri	Maïs
Bettes	Millet
Oseille	Pâtes
Endives	Nouilles (macaronis)
Poireaux	Ravioles
Tomates	Lasagnes
Oignons	
Poivrons	
Ratatouille	
Chou-fleur	
Chou	
Choucroute	
Salades vertes	
Mousse de légumes (sans p. de t.)	
Artichauts	

CONDIMENTS, INGRÉDIENTS ASSAISONNEMENTS ET ÉPICES DIVERS				
A CONSOMMER				**A PROSCRIRE**
DE PRÉFÉRENCE EN QUANTITÉS NORMALES			EN QUANTITÉS RAISONNABLES (ne pas abuser)	
Cornichons Pickles Petits oignons Vinaigrette maison Nuoc-mâm Olives vertes Olives noires Tapenade Sel de céleri	Huiles : • olive • tournesol • arachide • noix • noisette • pépins de raisin • colza Citron Parmesan Gruyère	Persil Estragon Ail Oignon Echalote Thym Laurier Cannelle Basilic Ciboulette Sarriette Aneth	Moutarde Sel Poivre Mayonnaise Béarnaise Hollandaise Sauce crème fraîche	Fécule de pommes de terre Maïzena Tomato ketchup Mayonnaise industrielle Sauce béchamel Sauce farine Sucre, caramel Huile de palme ou de paraffine Malto-dextrine Amidons modifiés

EXEMPLES DES MENUS PHASE I

Déjeuners « équilibrés » avec glucides à index glycémique très bas

Salade de tomates Escalope de veau Lentilles vertes Fromage	Salade de concombres Filet de cabillaud (sauce tomate) Petits pois Yoghourt
Radis au beurre Escalope de dinde Purée de pois chiches Fromage	Salade d'endives aux noix Steak haché grillé Brocolis Yoghourt
Taboulé de quinoa Filet de saumon Gratin de courgettes Fromage	Cœurs de palmiers Côtelettes de porc Purée de céleri Yoghourt
Poireaux vinaigrette Rognons grillés Salsifis Fromage	Carotte râpée Gigot d'agneau Haricots secs blancs Yoghourt
Boisson : eau, thé léger, tisane, 10 cl de vin ou 20 cl de bière	
Sardines à l'huile Saucisses de chipolatas Choux Fromage	Asperges vinaigrette Boudin grillé Purée de chou-fleur Yoghourt
Frisée aux lardons Coquelet grillé Brocolis Fromage	Bouillon de viande dégraissé Pot-au-feu Poireaux-chou Yohgourt
Saumon fumé Magret de canard Champignons persillés Salade-fromage	Thon à l'huile d'olive Steak tartare Salade verte Yoghourt
Chou rouge Raie aux câpres Purée de haricots verts Fromage	Carottes râpées Saumon grillé Épinards Yoghourt
Mozzarella et tomates Poulet grillé Haricots verts Fromage	Cœur d'artichaut vinaigrette Entrecôte Aubergines Yoghourt
Boisson : eau, thé léger, tisane, 10 cl de vin ou 20 cl de bière	

EXEMPLES DE DÎNERS « ÉQUILIBRÉS » PHASE I AVEC GLUCIDES À IG TRÈS BAS

Potages de lentilles (maison) Œufs au plat Ratatouille Yoghourt	Soupe de poisson Jambon blanc Salade verte Fromage
Potage aux pois cassés Tomates farcies Salade verte 1 yoghourt	Artichauts vinaigrette Saumon fumé Salade verte
Soupe à l'oignon Flan de thon (recette en annexe) Salade verte Fromage blanc égoutté	Potage aux poireaux Blancs de poulet froid, mayonnaise Salade verte Fromage
Salade d'endives Concombres à la crème allégée Filet de dinde, sauce tomate basilic Yoghourt	Asperges Filet de poisson blanc poché Épinards Fromage
Boisson : eau, thé léger, tisane, 10 cl de vin, ou 20 cl de bière	

DÎNERS À DOMINANTE GLUCIDIQUE (SANS GRAISSES*)

Soupe de légumes (maison) Plat de riz (complet ou sauvage) à la tomate Yoghourt nature	Soupe de légumes (maison) Plat de spaghettis intégraux à la tomate Fromage blanc 0 % égoutté	Carottes râpées Pois chiches à la tomate Compote de pommes sans sucre
Lentilles aux oignons, sauce fromage blanc 0 % Salade au citron Yoghourt maigre	Tomates persillées au four Haricots secs, sauce fromage blanc 0% Yoghourt nature	Potage aux champignons Riz complet au tamari Yoghourt maigre
Couscous (intégral) de légumes (IG < 50), sans viandes ni matières grasses, sauce à base de fromage blanc 0% + harissa + cumin + gouttes de Viandox	Concombre en salade Aubergines farcies à la purée de champignons + fromage blanc 0% Yoghourt maigre	Soupe de lentilles Quinoa au coulis de tomate Pomme au four
Boisson : eau, thé léger, tisane, 10 cl de vin ou 20 cl de bière		

* sauf éventuelle huile d'olive.

DÎNER PHASE I À DOMINANTE GLUCIDIQUE RICHE EN FIBRES

	ENTRÉES	PLATS	DESSERTS
BONS GLUCIDES AU CHOIX	Potage de légumes Velouté de champignons Soupe de lentilles Velouté de tomates etc.	Lentilles Haricots secs Pois, petits pois, pois chiches Riz complet Pâtes intégrales Semoule intégrale Spaghettis *al dente*	Fromage blanc 0 % Yoghourt 0 % Compote Fruits cuits Marmelade de fruits sans sucre
RECOMMANDATION	Sans graisses, sans pommes de terre ni carottes cuites	Sans graisses (sauf huile d'olive et poisson), servis avec coulis de tomates ou sauce champignons ou encore un accompagnement de légumes.	Sans graisses, sans sucre

5

LA MÉTHODE – PHASE II – LE MAINTIEN DE L'ÉQUILIBRE PONDÉRAL

La découverte de la Phase II va nous donner l'occasion de revenir sur les principes de base de la méthode. Car pour bien comprendre cette phase de maintien de l'équilibre pondéral, il faut la resituer dans le contexte général des effets métaboliques liés aux amplitudes glycémiques des repas.

Vous avez compris à travers les explications des chapitres précédents que c'est la résultante glycémique du repas (glycémie post-prandiale) qui est le facteur déclenchant éventuel du processus de stockage des graisses consommées au cours du même repas.

Rappelons que la résultante glycémique est l'élévation moyenne de la glycémie obtenue à la fin du repas, complexe du fait de l'interaction entre les différents aliments qui l'ont composé. Une sucrerie aura par exemple pour effet d'élever la glycémie alors que des légumes riches en fibres contribueront au contraire à la faire baisser, si auparavant, on a mangé des aliments à index glycémique élevé (pomme de terre par exemple).

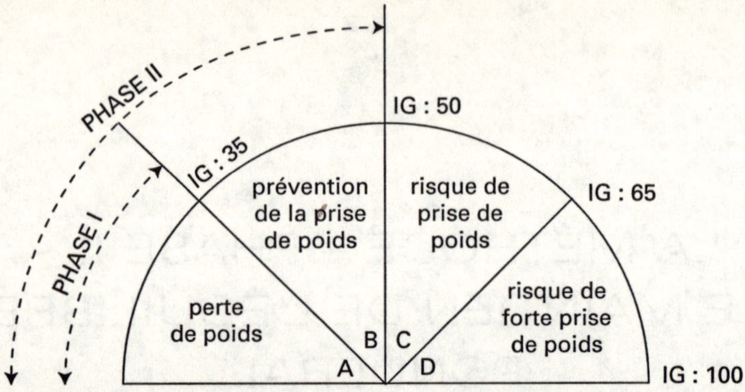

Amplitude des risques de prise de poids et des possibilités d'amaigrissement en fonction de la résultante glycémique des repas selon la méthode Montignac
Zone A - IG de 0 à 35 : perte de poids
Zone B - IG de 35 à 50 : prévention de la prise de poids
Zone C - IG de 50 à 65 : risque de prise de poids
Zone D - IG de 65 à 100 : risque de forte prise de poids (obésité)

Comme le montre le schéma ci-dessus, vous constatez que si la résultante glycémique du repas se situe entre 65 et 100, il existe une forte probabilité de prise de poids (obésité). C'est ce qui explique le niveau élevé de l'obésité dans un pays comme les États-Unis, où la majorité des aliments consommés ont un index glycémique élevé (sucre = 70, pommes de terre frites = 95, farines hyperraffinées = 85, corn-flakes et pop corn = 85, etc.).

Si la résultante glycémique du repas est comprise entre 50 et 65, l'hyperglycémie est inférieure à la précédente, mais elle est encore suffisamment importante pour constituer un risque potentiel de prise de poids.

Cette situation est probablement celle des populations françaises, italiennes ou espagnoles, qui bien que consommant aussi des glucides à index glycémique élevé (pomme de terre, farines blanches, sucres) consomment conjointement des aliments à index glycémique bas (légumes verts, lentilles, haricots, pois chiches, fruits, spaghettis, etc.). La résultante glycémique de leurs repas est donc légèrement au-dessus de la moyenne, ce qui se traduit par un moindre risque de générer des obésités. Lorsqu'elles existent, celles-ci sont plus légères, mais l'importance de l'embonpoint reste néanmoins préoccupante.

Pour maigrir, comme nous l'avons vu précédemment, la résultante glycémique du repas ne doit donc pas dépasser 35. Car c'est uniquement dans ces conditions que la sécrétion d'insuline (insulinémie) sera suffisamment basse pour inhiber la lipogénèse (stockage des graisses) et stimuler la lipolyse (déstockage des graisses de réserve).

C'est donc ce que nous avons fait dans la Phase I, où nous avons limité le choix des glucides à ceux dont l'index glycémique est très bas. Et c'est ainsi que sans se préoccuper des apports caloriques, nous avons pu déclencher la perte de poids.

La Phase II, quant à elle, consiste, comme nous l'avons indiqué, à maintenir l'équilibre pondéral, c'est-à-dire à pérenniser la perte de poids substantielle obtenue en Phase I en ne consommant que des glucides à index glycémique très bas.

Certes, vous pourriez rester toute votre vie en Phase I, car les conseils qui vous ont été donnés conduisent à une alimentation parfaitement équilibrée et très riche sur le plan nutritionnel. C'est d'ailleurs ce que font certaines personnes qui ont découvert un tel bien-être en Phase I qu'elles ne veulent jamais en sortir.

Mais même si la Phase I doit rester une référence nutritionnelle permanente, on peut lui reprocher d'exclure certains aliments qui font tout de même partie de notre paysage alimentaire courant. Certes, elle conduit à générer une espèce d'« idéal métabolique », mais son relatif intégrisme peut être de nature limitatif pour continuer à vivre une vie sociale normale, et notamment une vie de gourmet.

Quand on suit des régimes hypocaloriques, on en vient rapidement à entretenir une relation conflictuelle avec la nourriture, que l'on considère petit à petit comme l'ennemi. L'anorexie en est alors l'une des conséquences les plus sévères. La méthode Montignac, au contraire, nous réconcilie avec la nourriture. Mais sa véritable ambition, c'est d'aller encore plus loin. C'est en effet de faire de vous (si vous ne l'étiez déjà) un véritable gourmet.

Manger doit être considéré comme une des valeurs suprêmes de l'existence. C'est pourquoi la cuisine est un art véritable, au même titre que la musique ou la peinture, un art à la portée de tous, qui symbolise bien cette qualité de la vie à laquelle nous aspirons.

Cultiver cet art, c'est non seulement prendre conscience de l'intérêt vital de l'aliment, mais surtout des joies sensorielles gustatives qu'il peut nous procurer à travers la découverte d'aliments différents et d'accommodements variés. C'est pourquoi il serait dommage de se priver à jamais d'aliments qui, bien qu'ayant des effets métaboliques critiques, n'en ont pas moins une dimension gastronomique.

Lorsque j'étais petit, (j'avais dix ans en 1955), mes parents m'emmenaient deux ou trois fois par an au cirque et quatre ou cinq fois dans l'année au cinéma. A chacune de ces occasions, on m'achetait, comme à tous les enfants (sages) de l'époque, un chocolat glacé.

La crème glacée n'a aucune caractéristique nutritionnelle véritablement positive si l'on fait l'analyse de sa composition (sucres, graisses saturées...). En consommer une dizaine par an, comme nous le faisions à l'époque, ne prêtait donc à aucune conséquence. A défaut d'avoir une valeur nutritionnelle, cet aliment avait une valeur affective. Aujourd'hui, le compartiment congélation de la plupart des réfrigérateurs des familles occidentales regorge de crèmes glacées. Car on en fait désormais une consommation quotidienne. Dans un pays comme les États-Unis, la fréquence est même quasi-permanente.

De la même manière, 100 % des restaurants « rapides » ou seulement ordinaires, servent systématiquement des frites avec le plat principal. Dans la plupart d'entre eux, même si vous précisez que vous désirez autre chose à la place (une salade par exemple), on vous les apporte quand même, tant il est difficile pour le personnel de ces établissements de déroger à cette pratique qui relève désormais du systématisme dans la restauration grand public.

En 1994, j'avais, dans un article d'une revue gastronomique, « épinglé » un restaurant du VIIe arrondissement de Paris, qui malgré son étoile dans le guide Michelin, proposait d'office avec dix des douze plats principaux de sa carte un accompagnement composé exclusivement de gratin dauphinois.

Manger une fois de temps en temps une crème glacée, une assiette de pommes de terre ou encore une tarte aux prunes de chez un pâtissier réputé n'a jamais fait de mal à personne. Mais, si l'on en mange souvent et *a fortiori* tous les jours ou, pire encore, plusieurs fois par jour, il ne faut pas s'étonner d'en subir certains effets secondaires indésirables. Comme le disait très justement le célèbre Hippocrate, « c'est la dose (et la fréquence) qui fait le poison ! »

Vous avez bien compris dans les chapitres précédents que si c'est parmi la population des États-Unis que l'on trouve le plus d'obèses et de diabétiques, c'est malheureusement parce que leur consommation de glucides à index glycémique élevé est permanente. Le problème de l'Amérique, qui progressivement devient celui de tous les pays du monde, c'est que la consommation d'aliments pervers (à index glycémique élevé) qui aurait dû rester exceptionnelle pour être acceptable, est désormais régulière et systématique.

La méthode Montignac ne propose donc rien d'autre *qu'un rééquilibrage et un recentrage des habitudes alimentaires* par rapport à ces critères. Mais, contrairement à ce que certains auraient le tort de croire, la pratique de la Phase II ne consiste surtout pas à revenir périodiquement pendant quelques temps (quelques jours, voire quelques semaines) aux habitudes alimentaires anciennes et perverses que l'on avait avant de commencer la méthode. Puis, après avoir repris quelques kilos, de refaire avec rigueur la Phase I. L'organisme pourrait accepter trois ou quatre fois ce jeu de yoyo mais progressivement, il développerait des résistances, au point que même la Phase I n'aurait plus la même efficacité.

C'est pourtant ce qu'ont fait certaines personnes qui, ayant occulté la lecture des trois-quarts du livre, se sont contentées d'en appliquer quelques principes sans chercher à les comprendre et surtout sans les replacer dans une vision nutritionnelle globale. D'autres sont allées encore moins loin, en considérant que la Phase I n'était qu'un « régime » parmi tant d'autres, dont le seul mérite à leurs yeux était d'être plus efficace et moins pénible que les autres. Une fois l'amaigrissement obtenu, ils ont ainsi, du jour au lendemain, cessé d'en appliquer les principes, recommençant à manger comme avant une alimentation hyperglycémiante.

Un présentateur d'un célèbre programme de la télévision française m'a dit un jour, avant de rentrer sur le plateau de l'émission où il m'avait invité : « J'ai essayé votre régime, Montignac, il faut avouer que c'est facile à faire et que c'est très efficace. Le seul inconvénient, c'est que dès qu'on arrête, on reprend vite du poids ». Je lui ai alors répondu qu'en vertu du principe que les mêmes causes produisent les mêmes effets, il me paraissait logique qu'il regrossisse en remangeant du pain blanc, du sucre et des pommes de terre à tous les repas. « Pourquoi n'avez-vous pas fait la Phase II ? », lui demandai-je. Il me regarda avec étonnement et m'avoua qu'il ne savait pas de quoi je parlais. En réalité, il n'avait jamais lu mon livre, et s'était contenté d'en appliquer quelques principes glanés dans le résumé maladroit qui tenait sur une page et qu'il avait récupéré auprès d'un de ses confrères journalistes.

Voilà pourquoi, pour faire avec succès la Phase II qui durera jusqu'à la fin de vos jours, il convient d'abord de bien comprendre les principes de base de la Méthode.

La Phase II peut être pratiquée de deux manières différentes : avec ou sans écarts. Mais dans les deux cas de figure, le but est le même : *parvenir à une résultante glycémique du repas qui ne dépasse pas la moyenne (50).*

LA PHASE II SANS ÉCARTS

C'est celle qui consiste à pratiquer *une Phase I élargie* dont elle est en quelque sorte le prolongement.

Rappelons qu'en Phase I, lors des repas protido-lipidiques (c'est-à-dire comportant des viandes, des œufs, des laitages entiers et des graisses diverses), les glucides qui y sont associés sont impérativement choisis parmi ceux qui ont un index glycémique très bas (≤ 35). La Phase II sans écarts va donc permettre d'élargir l'éventail des possibilités en consommant des glucides à index glycémique inférieur ou égal à 50.

• Vous allez pouvoir par exemple manger de temps en temps du riz Basmati (50) ou des spaghettis *al dente* (45), en accompagnement par exemple d'un poisson, de même que vous allez pouvoir boire du jus d'orange (40), manger des haricots rouges (40) ou même des patates douces (50).

• Au cours des repas, vous pourrez boire plus d'un verre de vin (2 à 3 sont possibles) ou même une bière entière (33 cl) sans préjudice aucun pour votre nouvel équilibre pondéral. Car votre glycémie moyenne, même si elle augmente légèrement, sera encore suffisamment basse pour empêcher toute sécrétion insulinique intempestive, susceptible de générer une reprise de poids éventuelle.

• Bien évidemment, toutes les recommandations complémentaires qui ont été faites précédemment devront continuer à être appliquées, et notamment celles qui consistent à privilégier les bonnes graisses (huile d'olive, graisses de poisson...) ou encore à limiter la consommation de graisses saturées, particulièrement le soir.

LA PHASE II AVEC ÉCARTS

Elle est un plus compliquée à mettre en œuvre car elle est d'une nature plus subtile. Elle va consister, en effet, à permettre la consommation *exceptionnelle* de glucides à index glycémique élevé, mais *sous conditions*. C'est-à-dire qu'à chaque fois qu'un aliment à index glycémique élevé sera introduit dans le repas, il faudra avoir comme souci de *compenser* impérativement cet aliment critique par un aliment contraire. En d'autres termes, si l'on consomme un aliment qui fait monter la glycémie, comme les pommes de terre, il faudra obligatoirement en consommer un autre qui aura pour effet de contribuer à obtenir un abaissement de la résultante glycémique (voir figure I).

Dans la deuxième moitié du XIXe siècle en Europe, la consommation de pommes de terre s'était beaucoup répandue, parmi les populations pauvres notamment, et principalement chez les paysans. La plupart d'entre eux mangeaient donc des pommes de terre tous les jours et n'étaient pourtant pas gros pour autant. L'explication est simple : d'abord, les pommes de terre qu'ils consommaient à l'époque étaient presque toujours cuites avec leur peau, dans l'eau ou sous la cendre, ce qui n'entraîne *a priori* qu'une élévation relative de la glycémie (IG = 65, comparé aux frites et au gratin dauphinois, dont l'index est de 95). Mais l'habitude consistait surtout à toujours consommer les pommes de terre dans une grosse soupe épaisse qui contenait de nombreux légumes, donc des fibres. En France, la pomme de terre était notamment consommée avec du chou. En Espagne, c'était plutôt avec des lentilles.

C'est ainsi qu'à chaque fois que les gens consommaient des pommes de terre (index glycémique élevé), ils mangeaient en même temps une quantité importante de glucides à index glycémique très bas. La résultante glycémique était donc moyenne.

De la même façon, on peut s'étonner, en découvrant que l'index glycémique du riz est plutôt au-dessus de la moyenne (selon les espèces, il varie entre 50 à 70), que les Chinois n'aient jamais développé d'obésité. L'explication est la même que pour nos ancêtres à propos des pommes de terre : dans les habitudes alimentaires des Chinois, le riz (glucide à index glycémique plutôt élevé) est toujours consommé avec des légumes dont l'index glycémique est très bas du fait de leur richesse en fibres. La résultante glycémique de leur repas est donc bien inférieure à 50.

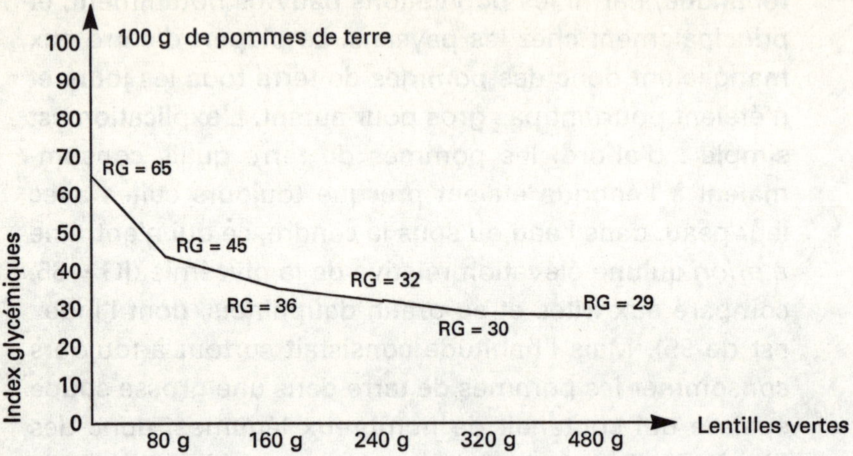

Évolution de la résultante glycémique théorique d'un repas composé de 100 g de pommes de terre cuites à l'eau dans leur peau (IG = 65) en fonction de différents apports de lentilles vertes (IG = 22)

Dans la Phase II, c'est exactement le souci que nous devrons avoir : quoi que nous mangerons, il faudra nous débrouiller pour aboutir à une résultante glycémique du repas la plus basse possible.

Bien évidemment, ce calcul ne pourra jamais être fait d'une manière très précise car pour y parvenir, il faudrait non seulement peser tous les glucides que l'on mange, mais surtout avoir recours à un ordinateur, tant il y a de paramètres à prendre en compte. L'expérience montre cependant que cela n'est pas vraiment nécessaire, car on peut très bien y parvenir en appliquant uniquement quelques règles de base. Mais pour bien comprendre ces principes, il y a quelques notions fondamentales à découvrir.

Depuis le début de ce livre, vous avez compris que, contrairement à ce que l'on a cru pendant longtemps, *les aliments glucidiques ne sont pas tous équivalents.* Certains ont en effet des amplitudes glycémiques élevées (comme les pommes de terre), d'autres, au contraire, ont des amplitudes glycémiques basses (comme les lentilles). Mais ce qu'il faut savoir aussi, c'est que leur contenu en glucide pur est différent.

Pour 100 g de produit, il y a 55 g de glucide pur dans le pain (baguette), il y en a 33 g dans la pomme de terre frite, 49 g dans les chips, 14 g dans la pomme de terre bouillie avec sa peau, 17 g dans les lentilles, 6 g seulement dans les carottes cuites et 5 g dans la salade verte ou les brocolis.

Dans le souci de comparer ce qui est comparable, le calcul des index glycémiques a donc été fait « à quantité de glucide pur égale ». Ainsi peut-on comparer l'index obtenu en consommant 100 g de sucre avec 300 g de frites, 200 g de chips, 588 g de lentilles, 714 g de pommes de terre bouillies ou encore 2 kg de salade. Toutes ces portions sont en effet comparables, du point de vue de leur index glycémique, parce qu'elles ont toutes quelque chose en commun : elles contiennent 100 g de glucide pur.

Le but de la Phase II est, comme nous l'avons déjà précisé, la gestion des écarts, mais ce qui en complique un petit peu sa pratique, c'est qu'il faut gérer deux paramètres à la fois : d'une part, la nature glycémiante du glucide mesuré par l'index glycémique, et d'autre part, la concentration en glucide pur du glucide.

L'index glycémique du glucide

•

C'est désormais une notion que vous connaissez bien. Et pour faire la différence entre les glucides à index glycémique élevé et les glucides à index glycémique bas, il suffit de se reporter à la table page 55.

En Phase I, les choix étaient simples puisqu'à chaque fois que l'on décidait de manger un glucide, on le choisissait parmi ceux qui ont un index très bas. En Phase II, nous allons toujours garder les yeux rivés sur le tableau des index glycémiques, car même si nous entendons nous permettre des écarts (manger de temps en temps un mauvais glucide), notre volonté doit être de limiter au maximum l'incidence de cet écart.

Par exemple, il est bien compréhensible que nous ayons envie de manger quelquefois des pommes de terre. Le tableau des index glycémiques va donc nous aider à choisir notre écart, tout en essayant de minimiser ses conséquences. En donnant la préférence aux pommes de terre bouillies avec leur peau (IG = 65), nous ferons un écart, certes, mais il restera limité. Plus l'écart sera modeste dans ses conséquences glycémiques, plus il sera facile à compenser.

L'écart étant fait, il reste cependant à déterminer comment le compenser. Le bon sens vous fera penser que si vous choisissez de compenser avec un glucide à index glycémique de 40 (comme les haricots rouges), vous aurez du mal à faire tomber la résultante glycémique bien au-dessous de 50. C'est pourquoi le même bon sens vous conduira plutôt à choisir des glucides de compensation parmi ceux qui ont les index glycémiques les plus bas. Et vous pourriez logiquement penser que plus l'index glycémique est très bas, plus l'effet compensatoire est efficace. Vous pourriez ainsi penser que n'importe quel légume vert à IG = 15 constituerait un choix idéal. En fait, vous auriez raison si leur concentration en glucide pur était la même. Or comme nous l'avons signalé plus haut, elle est différente d'un glucide à l'autre.

La concentration en glucide pur

•

L'index glycémique d'un aliment glucidique est important, mais il doit être corrélé avec sa concentration en glucide pur.

Nous constatons dans le tableau ci-après (page 167) que les aliments glucidiques ont des concentrations différentes en glucide pur. Dans l'esprit de la diététique traditionnelle, la carotte était seulement considérée comme un glucide, au même titre que tous les autres, pommes de terre ou lentilles par exemple. Or, en-dehors des différences que nous avons notées en terme de potentialité glycémiante, il est important de savoir que leur contenu en glucide pur peut être très différent d'un produit à l'autre. D'abord, il peut y avoir des différences au sein même d'une famille, les pommes de terre par exemple. Nous avions remarqué que leur index glycémique varie en fonction du traitement et de la cuisson qu'on leur fait subir. Eh bien, sachez que la concentration en glucide pur varie elle aussi en fonction des mêmes paramètres.

Le recoupement des tableaux d'index glycémique et de concentration de glucide pur réserve ainsi quelques bonnes et mauvaises surprises.

• Parmi les bonnes surprises, on peut souligner que les carottes cuites, dont l'index glycémique était critique, n'ont qu'une faible concentration de glucides purs (6 g/100 g), ce qui est juste un peu plus élevé que la salade verte. On pourra donc considérer qu'un écart sur la carotte cuite aura peu de conséquences glycémiques, surtout s'il est minime. Pour avoir la même incidence glycémique que la pomme de terre au four, la carotte devrait donc être consommée dans des proportions quatre à cinq fois plus importantes et six fois plus importantes par rapport aux pommes de terre frites. En d'autres termes, il faudrait manger 600 g de carottes cuites pour générer la même résultante glycémique critique que 100 g de frites.

La conclusion que vous pouvez en tirer, c'est qu'en Phase II, vous pouvez ne plus être obsédé par les carottes cuites comme vous l'étiez en Phase I. Si au détour d'un plat, vous rencontrez quelques rondelles de ce glucide coloré, mangez-les sans mauvaise conscience, sans même vous demander comment vous allez pouvoir le compenser.

La même démarche pourra d'ailleurs s'appliquer à tous les glucides à index glycémique élevé dont la concentration en glucide pur est faible ou très faible, et notamment les navets (3 %), le potiron (7 %), la pastèque (7 %), le melon (6 %) et la betterave (7 %). Si vous n'en faites pas des usages fréquents et pléthoriques, ils pourront bénéficier de votre part d'une certaine tolérance.

• En ce qui concerne les mauvaises surprises, c'est malheureusement encore au niveau des glucides les plus suspects, eu égard à leur mauvais index, que nous allons les découvrir.

– Citons d'abord la pomme de terre frite. Nous découvrons que parmi toutes les formes de préparation–cuisson de cet aliment, c'est elle qui, non seulement a l'un des index glycémiques les plus élevés (95) mais aussi la concentration en glucide pur la plus importante : 33 g/100 g soit 5,5 fois plus que les carottes cuites, mais aussi 3,5 fois plus que la pomme de terre bouillie avec sa peau. Les chips font encore pire que les frites, puisque leur concentration en glucide pur est de 49 g/100 g avec, il faut le reconnaître, un index glycémique légèrement inférieur (80).

– Autre mauvaise surprise, mais on pouvait s'y attendre : le sucre. Son index glycémique est élevé (70) et sa concentration en glucides maximale (100 %), soit trois fois plus que les pommes de terres frites, et 16,6 fois plus que les carottes. Il faudra donc environ 140 g de lentilles vertes pour compenser 25 g de sucre et abaisser la résultante glycémique à seulement 50.

– La dernière mauvaise surprise concerne, on s'en doute, les farines blanches qui, outre leur index glycémique élevé (70 pour la baguette, 85 pour le hamburger), ont des taux de concentration en glucide pur élevés (58 %

pour le pain très blanc, 55 % pour la baguette, 74 % pour la semoule raffinée). Cela indique donc que si vous faites un écart sur du pain blanc ou sur tout ce qui est fabriqué à base de farine raffinée (pizza, viennoiserie, gâteaux, feuilletés, crêpes, gaufres...), vous le paierez très cher, car si les quantités sont substantielles, vous aurez beaucoup de mal à pouvoir compenser avec de bons glucides.

Prenons un exemple pour voir comment peut se faire la mise en œuvre de cette gestion des écarts. Imaginez que vous fassiez un écart sur un sandwich au pain de mie, comme celui que l'on vend dans les gares ou dans les stations-service des autoroutes, et dont l'index glycémique est de 85. Pour compenser 200 g de ce produit (qui a une concentration en glucide pur de 58%), il faudrait théoriquement consommer 682 g de lentilles vertes, et encore vous n'arriveriez à faire descendre la résultante glycémique qu'à 53.

Mais étant donné les circonstances dans lesquelles vous allez tenter de gérer ce type d'écart, il est improbable que vous ayez des lentilles à votre disposition. Sur l'autoroute, il vous restera donc la pomme comme glucide de compensation. Le seul ennui est que la pomme a un index glycémique supérieur aux lentilles (30 au lieu de 22) et qu'elle contient moins de glucide pur (12 g contre 17 g). C'est ainsi que pour ramener la résultante glycémique à seulement 57, il faudrait théoriquement manger 966 g de pommes, ce qui est quasiment impossible.

Heureusement, la réalité n'est pas aussi cruelle que la théorie, car d'autres phénomènes peuvent contribuer à relativiser la résultante glycémique. On a pu remarquer en effet que si les glucides à index glycémique bas *sont consommés préalablement* aux mauvais glucides, le phénomène de compensation est beaucoup plus efficace.

C'est pourquoi dans l'exemple ci-dessus il conviendra de manger *d'abord* les pommes (deux ou trois suffiront), de manière à générer une glycémie basse, puis de manger le sandwich au pain blanc. L'élévation de la glycémie qui en résultera sera ainsi beaucoup moins importante. Des études ont d'ailleurs constaté ce phénomène. Elles ont en effet souligné que l'élévation de la glycémie du fait de l'ingestion d'un glucide à index glycémique élevé était d'autant moins forte que le mauvais glucide en question était introduit en fin de repas.

En vertu de ce principe, nous pouvons donc considérer qu'un écart effectué en fin de repas (pâtisserie, pain avec le fromage, sucrerie...) a une incidence moindre sur l'élévation de la résultante glycémique. Au contraire, si l'on commence le repas sur des écarts (salade de pomme de terre, feuilletés, ravioles, crêpes, toasts...), l'élévation de la glycémie sera rapide et forte, et sa compensation par la consommation de glucides à index très bas toujours plus difficile.

En d'autres termes, le rendement des glucides compensatoires (lentilles, salades, pois chiches, soja, haricots, légumes verts, spaghettis *al dente*, quinoa, pommes, poires...) est toujours beaucoup plus efficace lorsque le glucide en question est ingéré préalablement à l'écart.

L'une des grandes règles a appliquer dans la gestion de la phase II c'est donc *d'anticiper l'écart*. Car c'est le seul moyen d'en organiser la compensation préalable.

C'est dimanche ! Et la tradition dans les familles européennes, notamment françaises, est de faire un très bon repas à midi. Imaginez alors que vous ayez envie de manger un gâteau, une tarte aux fraises, par exemple. Ce gâteau représente donc un écart puisqu'il contient à la fois des farines blanches hyperraffinées (IG = 85) et du sucre (IG = 70). Il est d'ailleurs d'autant plus hyperglycémiant que la farine blanche et le sucre ont un taux de concentration en glucide pur élevé (respectivement 58 et 100%).

Pour tenter de compenser cet écart, vous allez donc composer le reste du repas en choisissant des glucides à index glycémique (exclusivement) parmi ceux qui sont *très bas*. D'abord, vous devez, par exemple, choisir une entrée à base de crudités (tomates, concombres, aubergines, champignons, salades, chou, germes de soja, taboulé de quinoa ou salade de lentilles vertes...) dont vous savez que l'index glycémique est très bas. Ensuite, l'accompagnement du plat principal devra aussi être choisi parmi des glucides à index glycémique très bas (brocolis, choux-fleurs, haricots verts et lentilles). Naturellement, vous devrez par ailleurs vous dispenser de pain, même intégral, avec votre fromage car le véritable pain intégral est encore très rare et celui qu'on vous a vendu comme tel risque d'avoir un index légèrement supérieur à 40. Même si vous buvez trois verres de vin sur ce repas dominical qui se terminera par un écart (la fameuse tarte), la résultante glycémique sera moyenne, suffisamment modeste, en tout cas, pour n'entraîner aucun risque de sécrétion insulinique excessive.

Mais attention ! Si vous vous autorisez une portion de « mauvais » glucides dans votre repas, la seule chose à faire n'est pas seulement de rajouter des bons glucides en guise de compensation. Il ne s'agit pas, en effet, de manger *plus* pour compenser le fait que vous avez mangé *mal*. Car si vous mangez un kilo de frites, il n'est pas raisonnable, pour le compenser, d'envisager de manger (préalablement) quatre kilos de salade car une quantité excessive de glucides, quelle que soit sa nature, se transformera de toute manière en graisses de réserve. La gestion des écarts doit, en effet, se faire dans le cadre de portions qui devraient être modulées en fonction de leur taux de concentration en glucides.

Comme nous l'avons vu précédemment, même si l'index glycémique élevé est très proche pour les carottes cuites et les frites, la concentration en glucide pur des frites est huit fois plus importante.

Cela veut dire que si vous faites un écart sur les frites, il faudra toujours que la portion reste modeste, voire symbolique. Vous devrez évidemment appliquer la même règle de prudence avec les farines blanches et le sucre qui, comme nous l'avons vu précédemment, sont, avec les frites et les chips, les supers-champions des mauvais glucides puisqu'ils ont à la fois un index glycémique très élevé et une concentration de glucide pur très importante.

Au risque de nous répéter, rappelez-vous que vous devez toujours *anticiper* l'écart de manière à en décider préalablement la compensation. Ne vous mettez jamais à table sans savoir ce que vous allez manger du début à la fin. Car si vous faites un gros écart, il peut être trop tard ensuite pour pouvoir le compenser. C'est pourquoi il importe toujours de savoir dès le début du repas ce qui vous attend afin de pouvoir faire les choix en conséquence.

L'écart peut, en effet, être fait sur l'entrée (à travers un feuilleté par exemple). Il peut être fait sur le plat principal (une pomme de terre bouillie en accompagnement du poisson). Il peut avoir lieu sur le fromage, si vous décidez de manger du pain ou encore, comme nous l'avons vu, sur le dessert. Vous comprenez bien qu'il n'est pas raisonnable de faire, par exemple, un écart sur l'entrée (des crêpes ou des blinis), puis d'en faire un autre sur le plat principal (une purée de pommes de terre ou de la polenta) et d'arriver ensuite au dessert en se disant : « Maintenant, il faut que je compense ! », car il vous resterait peu de choix, à moins de terminer votre repas en mangeant 1 kg de lentilles vertes ou 5 kg de salade, ce qui ne serait qu'une solution purement théorique. Car la quantité totale de glucides que cela représenterait augmenterait de toute manière la glycémie.

La Phase II est donc, comme vous le voyez, une phase de liberté. Mais pas n'importe quelle liberté. C'est une liberté conditionnelle ou encore une *liberté surveillée*, dont les principes doivent faire partie des réflexes. C'est pourquoi ils doivent devenir rapidement pour vous une seconde nature.

Tous les écarts sont donc possibles à condition qu'ils respectent deux principes : qu'ils soient *exceptionnels* et qu'ils soient *gérés* en tenant compte de leurs deux paramètres : *leur index glycémique et leur taux de concentration en glucide pur*.

En fait, si l'on ne devait retenir qu'un principe élémentaire sans trop rentrer dans le détail des considérations techniques que nous venons de voir, il pourrait être le suivant : les écarts devraient essentiellement être faits sur des aliments à faible concentration de glucide pur, car leur incidence glycémique étant faible, ils sont toujours faciles à compenser.

Mais il peut paraître tentant de relativiser la gravité de l'écart en cultivant la distinction entre « petit » et « grand » écart, ce dernier étant le seul à retenir notre attention. On peut en effet considérer comme un petit écart le fait de boire trois verres de vin sur le repas ou encore de manger un petit toast de pain blanc, tant il est vrai que l'incidence négative qu'il pourrait avoir sur notre poids est presque négligeable. Mais cette attitude n'est pas sans inconvénients, car elle risque de banaliser le dit « petit » écart au point que rapidement, il peut devenir une habitude. Et de même que les petits ruisseaux font les grandes rivières, plusieurs petits écarts non compensés lors d'un repas peuvent avoir les mêmes effets pervers qu'un grand.

Mais le plus ennuyeux est sans doute qu'en étant un peu trop tolérant, on en devienne laxiste au point que petit à petit, on en oublie les principes fondamentaux de la méthode. C'est pourquoi, même si l'on fait un petit écart, il faut d'abord en prendre conscience et l'intégrer systématiquement dans une stratégie de rééquilibrage glycémique. Pour le principe !

L'une des règles qu'il convient par ailleurs de respecter, c'est de ne *jamais* se laisser aller, même dans les situations difficiles. C'est vrai que les circonstances de la vie sociale et professionnelle peuvent vous piéger au point que l'on vous serve dans un repas trois mauvais glucides : par exemple, un feuilleté en entrée, des pommes de terre en accompagnement du plat principal, et un gâteau « bétonné » à la farine, au beurre et au sucre.

D'aucuns pourraient, dans une situation critique comme celle-ci, se dire que dès lors que l'on ne vous a pas donné le choix, il n'y a pas grand chose à faire, sinon à subir. Je crois, pour ma part, que cette attitude est condamnable car il n'existe pas, à mon sens, de situation dans laquelle il n'y ait aucune marge de manœuvre possible. Dans tous les cas de figure, aussi désespérés soient-ils, on peut toujours limiter les dégâts. Si vous avez des convictions (et après une bonne Phase I, il serait surprenant que vous n'en ayez pas), il devrait vous être facile de résister.

Pensez aux végétariens, par exemple. Ils ont décidé pour des raisons personnelles de ne pas manger de viande, ce qui est parfaitement respectable. Et leurs convictions sont toujours assez fortes pour que leur décision ne souffre jamais d'exceptions. Même s'ils se trouvent invités à un méchoui, ils n'en mangent pas.

Dans l'application de la méthode, les choix ne sont jamais aussi manichéens puisqu'il existe toujours une relative tolérance. Alors face à un feuilleté débarquant sans crier gare dans votre assiette, il vous suffira d'en examiner son contenu pour en extirper quelque chose de consommable, en laissant soigneusement le reste dans un coin de l'assiette. Personne ne vous obligera ensuite à manger les pommes de terre, que vous pouvez laisser de côté. Il serait surprenant que vous ne trouviez pas un peu de salade, voire même un peu de fromage. Vous pouvez alors ensuite, sans trop de scrupule, faire votre écart sur le gâteau, encore que, même à son niveau, on peut le décortiquer pour n'en consommer que les parties vraiment « consommables ». Sortez du repas en ayant pris conscience que même si vous avez évité la catastrophe, vous n'avez pas pu pour autant organiser une compensation satisfaisante. Gardez cette information présente dans votre esprit, de manière à être particulièrement vigilant dans l'organisation des repas suivants, où la plus élémentaire sagesse vous conduira à repasser en Phase I.

Quoi qu'il en soit, le véritable contrôleur de la gestion de votre alimentation restera toujours l'aiguille de la balance. Si vous reprenez un peu de poids, cela peut être pour deux raisons : soit votre pancréas n'a pas encore retrouvé un niveau de tolérance acceptable et garde encore une grande sensibilité à la moindre élévation de la glycémie, soit l'amplitude et la fréquence de vos écarts sont trop importantes. Vous prendrez donc les mesures qui conviennent, en redoublant d'attention et surtout en revenant le plus souvent possible en Phase I.

Mais il existe aussi un autre indicateur de la gestion de vos écarts, c'est l'état de votre forme. Car dès que vous serez allé un peu trop loin, vous en constaterez rapidement les effets délétères sur le niveau de votre vitalité. Vous prendrez donc, d'instinct en quelque sorte, les mesures de corrections qui conviennent.

EXEMPLE DE GESTION DES ÉCARTS

Les écarts sont indiqués en **gras**
Les glucides de compensation sont en *italique*

Salade de *lentilles* vinaigrette à l'huile d'olive	*Carottes râpées*	*Salade « César »* sans croûtons
Escalope de veau	Cabillaud	Saucisse
Riz blanc	*Haricots verts*	*Purée de pois cassés*
Salade verte		
Yoghourt	**Crème brûlée**	**Crème glacée vanille (avec alginates)**
Spaghettis al dente en salade	Foie gras **avec 3 toasts**	12 huîtres **+ 2 tranches de pain de seigle complet**
Portion de pizza	Magret de canard	Saumon mariné
	Ratatouille	
Salade verte	*Salade verte*	*Salade verte*
Compote de pomme sans sucre	Fromages	*Mousse au chocolat 70% de cacao*
Saumon fumé *+ salade verte*	*Soupe de légumes* (poireaux, choux, céleri, courgettes)	*Salade verte*
Gigot d'agneau	Omelette à l'oseille	*Chili* con carne
Flageolets	Salade verte	
Fromage **+ 2 tranches de pain bis**	**Crème caramel**	**Tarte aux prunes**
Poireaux vinaigrette	*Soupe de pois cassés*	*Cœur d'artichauts*
Petit salé	Jambon blanc	*Spaghettis (al dente)*
aux *lentilles*	**Purée de pomme de terre à l'huile d'olive**	Sauce : crème de *soja* au curry
Eclair au chocolat	*Fraises sans sucre*	**Cheese cake**
Salade de spaghettis (al dente)	**Melon**	**Pastèque**
Côte de porc	**Crêpe au sarrasin** avec œufs et jambon	Entrecôte
Lentilles vertes	*Salade verte*	*Brocolis*
Fromage **+ 2 tartines de pain bis**	*Framboises*	*Abricots frais pochés au fructose*

CONCENTRATION MOYENNE EN GLUCIDES PUR POUR 100 G D'ALIMENT GLUCIDIQUE ET INDEX GLYCÉMIQUE

	GLUCIDE PUR	INDEX GLYCÉMIQUE
Bière	5 g	110
Pomme de terre cuite au four	25 g	95
Pomme de terre frite	33 g	95
Riz soufflé	85 g	95
Purée de pommes de terre	14 g	90
Riz précuit		90
Miel	80 g	90
Carottes cuites	6 g	85
Corn-flakes	85 g	85
Pop corn (sans sucre)	63 g	85
Farine T 45 (pain blanc)	58 g	85
Gâteau de riz	24 g	85
Chips	49 g	80
Fèves cuites	7 g	80
Tapioca	94 g	80
Crackers	60 g	80
Potiron, citrouille	7 g	75
Farine T 55 (baguette)	55 g	75
Pastèque	7 g	75
Farine T 65 (pain campagne)	53 g	70
Céréales sucrées	80	70
Barre chocolatée (type Mars)	60 g	70
Pomme de terre bouillies (pelées)	20 g	70
Sucre (saccharose)	100 g	70
Navet	3 g	70
Maïzena	88 g	70
Maïs moderne	22 g	70
Riz précuit incollable	24 g	70
Boissons au cola	11 g	70
Nouilles, ravioles	23 g	70
Pain bis (farine T 85)	50 g	65
Pommes de terres bouillies dans la peau	14 g	65
Semoule (raffinée)	25 g	65
Confiture classique	70 g	65
Melon	6 g	65
Banane	20 g	65
Jus d'orange industriel	11 g	65
Raisins secs	66 g	65
Riz long blanc	23 g	60
Biscuit sablé farine B.	68 g	55
Biscuit sec petit beurre	75 g	55
Pâtes blanches cuisson normale	23 g	55

	GLUCIDE PUR	INDEX GLYCÉMIQUE
Pain complet (T 150)	47 g	50
Farine de blé noir (sarrasin)	65 g	50
Crêpe au sarrasin	25 g	50
Patate douce	20 g	50
Kiwi	12 g	50
Riz basmati	23 g	50
Riz brun complet	23 g	50
Sorbet	30 g	50
Pâtes complètes (T 150)	19 g	45
Pain au son	40 g	45
Boulgour entier (cuit)	25 g	45
Spaghettis al dente	25 g	45
Pain noir allemand	45 g	40
Petit pois frais	10 g	40
Raisin	16 g	40
Jus d'orange pressé	10 g	40
Jus de pomme nature	17 g	40
Pain de seigle complet	49 g	40
Pâtes intégrales (T 200)	17 g	40
Haricots rouges	11 g	40
Pain intégral frais (T 200)	45 g	40
Crème glacée (aux alginates)	25 g	35
Vermicelle chinois (haricot mungo)	15 g	35
Maïs indien ancestral	21 g	35
Quinoa (cuit)	18 g	35
Pois secs (cuits)	18 g	35
Carottes crues	7 g	35
Yoghourt entier	4,5 g	35
Yogourt maigre	5,3 g	35
Orange	9 g	35
Poire, figue	12 g	35
Abricots secs	63 g	35
Lait (demi écrémé)	5 g	30
All-Bran	46 g	30
Pêche	9 g	30
Pomme	12 g	30
Haricots blancs	17 g	30
Haricots verts	3 g	30
Lentilles brunes	17 g	30
Pois chiches (cuits)	22 g	30
« Marmelade » de fruits sans sucre	37 g	30
Chocolat noir + 70% de cacao	32 g	22
Lentilles vertes	17 g	22
Pois cassés	22 g	22
Cerise	17 g	22
Prune, pamplemousse	10 g	22

	GLUCIDE PUR	INDEX GLYCÉMIQUE
Fructose	100 g	20
Soja (cuit)	15 g	20
Cacahuètes	9 g	20
Abricots frais	10 g	20
Noix	5 g	15
Oignons	5 g	10
Ail	28 g	10
Légumes verts, salades, champignons, tomates, aubergines, poivron, chou, brocolis, etc.	3 à 5 g	10

6

L'HYPOGLYCÉMIE, FACTEUR ESSENTIEL DE LA FATIGUE

La fatigue aurait-elle changé de visage ? Autrefois, quand on était physiquement épuisé, il suffisait de se reposer, et mieux encore de se coucher, car en une bonne nuit de sommeil, on pouvait faire disparaître toute forme de lassitude.

Aujourd'hui, le temps de travail est plus réduit. Nous avons de plus en plus de loisirs et pourtant, nos contemporains n'ont jamais été aussi fatigués. Le dernier quart de ce siècle a notamment engendré une race d'adolescents constamment épuisés.

Près d'une consultation sur deux chez le médecin est motivée par la fatigue. Or, une enquête faite auprès de mille praticiens généralistes indiquait que dans 100 % des cas, il y avait prescription de fortifiants et dans 33 % de psychotropes (antidépresseurs, neuroleptiques, tranquillisants, anxiolytiques). De plus, dans 57 % des cas, cela donnait lieu à un arrêt de travail.

La piste de la cause alimentaire ne semble toujours pas, aujourd'hui comme hier, être explorée. Car comme nous allons le voir dans ce chapitre, une mauvaise alimentation, dont les effets métaboliques peuvent se traduire par une hypoglycémie, se manifeste très souvent à travers les symptômes de la fatigue.

Nous avons vu dans les chapitres précédents que l'insuline (hormone sécrétée par le pancréas) joue un rôle déterminant dans la métabolisation des glucides. La fonction basique de l'insuline est, en fait, d'agir sur le glucose contenu dans le sang, de manière à le faire pénétrer dans les cellules et ainsi d'assurer le fonctionnement des organes ainsi que la formation du glycogène musculaire et hépatique, et parfois des graisses de réserve. L'insuline chasse donc le glucose (sucre) du sang, ce qui a pour conséquence de faire baisser le taux de sucre contenu dans le sang (glycémie).

Si la quantité d'insuline produite par le pancréas est trop forte, si elle est en fait disproportionnée par rapport au glucose qu'elle doit aider à métaboliser, le taux de sucre contenu dans le sang va tomber à un niveau anormalement bas. On va se trouver, dans ce cas, en situation d'hypoglycémie.

L'hypoglycémie n'est donc pas toujours due à une carence en sucre dans l'alimentation, mais souvent à une sécrétion trop importante d'insuline (hyperinsulinisme), secondaire à un abus de glucides à index glycémique élevé (pommes de terre, pain blanc, maïs ...).

Si, par exemple, vous vous sentez tout à coup fatigué vers 11 h, cela indique, dans la plupart des cas, que votre taux de sucre (glucose) dans le sang est inférieur à la normale : vous êtes en hypoglycémie. Si vous ingérez un mauvais glucide sous la forme d'un petit gâteau sec, ou d'une friandise sucrée quelconque, vous allez très rapidement le métaboliser en glucose. La présence de glucose dans le sang va faire remonter le taux de sucre et vous allez, en effet, ressentir un certain bien-être. Mais cette remontée de glucose dans le sang va automatiquement déclencher une nouvelle sécrétion d'insuline, qui aura pour effet de faire disparaître ce glucose et de restituer votre hypoglycémie avec un taux de sucre encore plus bas qu'au départ. C'est en fait le phénomène qui va déclencher le cercle vicieux conduisant immanquablement aux abus.

Un grand nombre de scientifiques expliquent d'ailleurs l'alcoolisme comme étant la conséquence d'une hypoglycémie chronique. Dès que le taux d'alcoolémie de l'alcoolique baisse dans le sang, il se sent mal et éprouve le besoin de boire. Mais comme la plupart du temps, il consomme aussi des glucides à index glycémique élevé, l'alcool a pour effet de majorer le risque d'hypoglycémie, ce qui provoque une fatigue supplémentaire. Cette nouvelle baisse de tonus sera volontiers soulagée par la consommation d'une nouvelle boisson alcoolisée, qui donnera une impression illusoire et transitoire de « coup de fouet ». On comprend ainsi que le risque d'hypoglycémie soit amplifié lorsque la boisson alcoolisée est elle-même sucrée (bière, kir, gin tonic, whisky-coca, vodka-orange, sangria, porto, Pineau ...).

Les adolescents, grands consommateurs de boissons très sucrées, ont ainsi une courbe de glycémie en dents de scie proche de celle des alcooliques. C'est pourquoi des médecins américains ont constaté que cette situation prédisposait les jeunes à l'alcoolisme, qui sévit d'ailleurs de plus en plus dans les campus universitaires. Leur organisme est en quelque sorte préparé et presque conditionné à basculer du soda-cola à l'alcool. Raison de plus pour attirer l'attention des parents sur les risques potentiels de l'abus de certains mauvais glucides.

Les symptômes de l'hypoglycémie sont les suivants : fatigue, « coup de pompe », irritabilité, nervosité, agressivité, impatience, anxiété, bâillements, manque de concentration, maux de tête, transpiration excessive, mains moites, manque d'efficacité professionnelle, troubles digestifs, nausées, difficultés à s'exprimer.

La liste n'est pas exhaustive, et pourtant elle est impressionnante. Mais faire de l'hypoglycémie ne veut pas dire pour autant que l'on présente tous ces symptômes. Cela ne veut pas dire non plus que ces symptômes apparaissent d'une manière permanente. Certains, en effet, sont très éphémères et peuvent disparaître dès que l'on mange. Vous avez tous remarqué, par exemple, que certaines personnes deviennent progressivement nerveuses, instables, agressives même, au fur et à mesure que l'heure habituelle de leur repas arrive.

Parmi ces symptômes, il en est un cependant, plus fréquent peut-être que les autres, que vous avez probablement remarqué sur vous-même et sur votre entourage, c'est la *fatigue*.

L'une des caractéristiques de notre époque est, en effet, la généralisation de la fatigue. Plus ils dorment, plus ils ont des loisirs, du temps libre, des vacances, plus les gens sont fatigués. Le matin quand ils se lèvent, ils sont déjà « crevés ». En fin de matinée, ils n'en peuvent plus. En début d'après-midi, ils dorment presque sur leur bureau. C'est le coup de pompe d'après déjeuner. En fin d'après-midi, ils épuisent leurs dernières ressources pour rentrer chez eux. Ils s'y traînent littéralement. Le soir, ils ne font rien, ils somnolent devant leur télévision. La nuit, en revanche, ils cherchent le sommeil. Quand ils l'ont trouvé, il est temps de se lever et un nouveau cycle recommence. Alors on accuse le stress de la vie moderne, le bruit, les transports, la pollution, le manque de magnésium...

Et pour lutter contre ce phénomène, on ne sait que faire, sinon boire du café fort, manger des vitamines en comprimés, des sels minéraux en gélules ou faire du yoga. Or, la plupart du temps, la fatigue est un problème de glycémie lié à de mauvaises habitudes alimentaires.

Entre les repas, le taux de sucre dans le sang (glycémie) de nos contemporains est, chroniquement, anormalement bas. Et cette situation est la conséquence secondaire d'une alimentation excessive en mauvais glucides (glucides à index glycémique élevé). Trop de sucre, trop de boissons sucrées, trop de pain blanc, trop de pommes de terre, de riz blanc et de biscuits crackers etc. qui entraînent une sécrétion excessive d'insuline.

Pendant longtemps, on a pu croire que seuls les sujets qui avaient tendance à grossir facilement pouvaient être hypoglycémiques. De récentes études ont montré que de nombreux maigres sont eux aussi victimes d'hypoglycémie, étant donné leur consommation excessive de sucre et de glucides à index glycémique élevé. La différence avec les autres se trouve au niveau du métabolisme, les autres grossissent, eux pas. Mais en ce qui concerne le taux de sucre dans le sang, le phénomène et ses conséquences sont les mêmes.

Ces études révèlent d'ailleurs que les femmes sont particulièrement sensibles aux variations glycémiques. Ce serait là, pense-t-on, une explication à leurs changements fréquents d'humeur. Il est, en tout cas, démontré que les dépressions postnatales sont la conséquence directe d'un état hypoglycémique lié aux suites de l'accouchement.

Si vous mettez sérieusement en pratique la Méthode que je vous ai enseignée aux chapitres précédents, vous pourrez très rapidement constater qu'en-dehors de la perte de poids, il y a d'autres conséquences positives.

Vous retrouverez en effet, plus de joie de vivre, d'optimisme et de vitalité. Si vous aviez des « coups de pompe », vous n'en aurez plus. Vous retrouverez un réel renouveau physique et mental.

Car en supprimant la consommation de sucre et en limitant celle des mauvais glucides, ce qui par voie de conséquence supprime toute sécrétion excessive d'insuline, le taux de sucre dans le sang se stabilise à son niveau idéal. Car les « bons glucides » (ceux qui ont un index glycémique bas) ne provoquent pas d'hypoglycémie réactionnelle.

Selon de nombreux spécialistes, l'hypoglycémie serait l'une des maladies les plus mal diagnostiquées. Car les symptômes sont si nombreux et variés que les médecins généralistes ne l'admettent que très rarement. L'une des raisons est, semble-t-il, une mauvaise information sur un sujet dont l'enseignement en médecine semble n'occuper que peu de temps.

Mais le meilleur moyen de savoir si l'on est ou non hypoglycémique, c'est de mettre en pratique les règles alimentaires énoncées dans les précédents chapitres. Moins d'une semaine après le commencement, vous constaterez avec enthousiasme l'amélioration phénoménale de votre « forme ». Vous découvrirez « cette vitalité que vous avez en vous » qui, malgré la consommation assidue de l'eau minérale adéquate, comme le suggère une célèbre publicité, n'avait pu jusqu'alors entièrement s'exprimer.

Mais beaucoup de fatigues inexpliquées peuvent aussi trouver leur origine dans un état de sub-carence en vitamines, en sels minéraux et en oligo-éléments. Ceux qui suivent des régimes hypocaloriques sont particulièrement carencés en micronutriments, en raison des faibles quantités d'aliments ingérées. Le phénomène de carence est de plus accentué par le fait que les sols, trop sollicités, se sont depuis quelques décennies appauvris et que les végétaux en contiennent moins.

C'est pourquoi, pour être en forme et éviter les hypoglycémies, il faut consommer des glucides à index glycémique bas (fruits, aliments complets, légumes secs, légumes vert ...) et lorsque c'est possible, de préférence crus. On est ainsi sûr d'obtenir une ration correcte de micronutriments, garants d'un fonctionnement optimal de l'organisme.

7

VITAMINES, SELS MINÉRAUX ET OLIGO-ÉLÉMENTS

L'alimentation moderne est subcarencée en nutriments essentiels que sont les vitamines, les sels minéraux et les oligo-éléments. Non seulement les techniques de raffinage les ont fait disparaître, mais la plupart des processus industriels, que ce soit au niveau de la production ou de la conservation, tendent à en réduire considérablement la présence, sans compter l'effet parfois nocif des modes de cuisson.

Pendant longtemps, on a su à peu près quelles étaient les conséquences de leur absence totale. On découvre tous les jours les effets pervers de leur insuffisance. Parmi eux, il faut noter la fatigue, mais aussi une gêne à l'amaigrissement.

LES VITAMINES

•••

Le mot de vitamine évoque forcément la vitalité, donc la vie. Il faut savoir en effet qu'aucune réaction chimique de notre organisme ne pourrait avoir lieu sans elles : elles interviennent dans le fonctionnement de centaines d'enzymes en jouant le rôle de catalyseurs de réactions biochimiques des cellules de notre corps.

Dans les pays occidentaux, qui sont ceux de l'abondance alimentaire, nous ne devrions logiquement jamais manquer de vitamines. Or, c'est pourtant ce qui se passe couramment pour une bonne partie de la population.

Mis à part les adeptes des régimes hypocaloriques, qui ne peuvent trouver dans leur alimentation restrictive le contenu nutritionnel dont ils ont pourtant besoin, le reste de la population est lui aussi en manque, du fait de ses mauvaises habitudes alimentaires.

Chacun sait que c'est dans les fruits et les aliments riches en fibres que l'on trouve une concentration importante de vitamines. Or, selon les statistiques du professeur Cloarec, 37% des Français ne mangent jamais de fruits, et 32 % jamais de légumes verts. Nous savons par ailleurs que dans les autres pays (anglo-saxons notamment), la consommation de fruits et légumes est encore plus faible. Cette situation est d'autant plus critique que les mêmes individus privilégient dans leur alimentation des produits raffinés dont on a, par définition, enlevé les vitamines : farine blanche, riz blanc,...

Les vitamines sont pourtant indispensables au fonctionnement de notre organisme, dans lequel elles agissent à doses infinitésimales. Comme il n'est pas capable de les synthétiser, c'est-à-dire de les fabriquer lui-même, il doit les trouver dans son alimentation quotidienne.

On distingue :

• les vitamines solubles dans l'eau (ou hydrosolubles), qui ne sont pas stockables dans l'organisme. Ce sont les vitamines B, C et PP, que l'on perd souvent dans l'eau de cuisson qui n'est plus récupérée pour faire la soupe comme autrefois ;

• les vitamines solubles dans les graisses (liposolubles), qui sont stockables. Parmi elles, il faut noter les vitamines A, D, E, et K.

La pauvreté vitaminique

•

Après la Deuxième Guerre mondiale, les transformations sociologiques des sociétés occidentales et l'augmentation de la population se sont traduites par deux phénomènes : l'urbanisation et la désertification des campagnes.

A côté de la nécessité de produire plus, il a fallu produire différemment, car pour la première fois dans l'histoire de l'humanité, les lieux de consommation et les lieux de production étaient différents. C'est ainsi que pour augmenter les rendements, l'agriculture s'est développée de manière intensive en utilisant les engrais chimiques, mais aussi les pesticides, insecticides, herbicides et fongicides.

Pour pallier le problème du délai d'acheminement des denrées sur les lieux de consommation, de nouvelles techniques de conservation furent élaborées, et c'est ainsi que fut généralisée l'utilisation des additifs et des conservateurs chimiques. L'ensemble de ces mesures aboutit à un appauvrissement progressif des sols, tout en surchargeant les produits de la culture en substances chimiques indésirables.

Et c'est ainsi que les fruits, les légumes et les céréales sont considérablement appauvris en vitamines, de même qu'en oligo-éléments et en sels minéraux. C'est pourquoi les taux de vitamines A, B1, B2, B3 et C ont diminué de plus de 30 % dans certains légumes en fonction des cultures.

La vitamine E, par exemple, a quasiment disparu des laitues, des petits pois, des pommes et du persil, de la même façon qu'il n'y a plus de vitamines PP dans les fraises. D'un épinard à l'autre, on a pu trouver pour 100 g des teneurs globales en vitamines allant de 3 à 150 mg.

La mode du pain blanc au siècle dernier a encouragé la recherche de procédés de raffinage des farines. En 1875, la découverte du moulin à cylindre sonnait le glas nutritionnel du pain. Par le raffinage systématique et industriel, le pain allait être ainsi débarrassé de la plupart de ses substances nutritionnelles : fibres, protéines, acides gras essentiels, vitamines, sels minéraux et oligo-éléments.

Vidé de toutes ses composantes vitales par un blutage obstiné, le grain de blé n'est plus que de l'amidon presque pur, dont le potentiel est uniquement énergétique.

A l'inverse, on peut augmenter la teneur en vitamines de certains aliments, en faisant par exemple germer les graines. Mais cette pratique n'est en vigueur que dans les milieux encore très isolés qui sont très soucieux de leur santé, comme par exemple les adeptes des cultures biologiques.

L'altération des vitamines par la cuisine

Un trop long stockage, l'oxydation à l'air ou encore la cuisson peuvent entraîner une importante déperdition en vitamine C des fruits comme des légumes. A la cuisson, les pertes les plus importantes ont lieu lors d'une cuisson très longue.

Une cuisson courte à faible température entraîne une plus faible déperdition. Cela rend donc suspect le mijotage d'un plat qui reste des heures sur le feu.

Le manque de vitamines par insuffisance alimentaire

Si la ration alimentaire est insuffisante, ce qui est forcément le cas dans les régimes hypocaloriques, il se crée un déficit vitaminique.

RÉGIME HYPOCALORIQUE (1500 CALORIES)

VITAMINES	POURCENTAGE DES APPORTS CONSEILLÉS OBTENUS
A	30 %
E	60 %
B1	40 %
B2	48 %
B6	49 %
C	45 %
PP	43 %
B5	40 %
B9	38 %

Comment éviter les déperditions vitaminiques ?

•

• Utiliser des produits de première fraîcheur plutôt que des aliments ayant déjà été stockés quelques jours.

• Acheter si possible vos légumes au jour le jour, au marché et chez un maraîcher local.

• Utiliser le moins d'eau possible lors de la préparation (lavage, trempage).

• Préférer les fruits et les légumes crus (sauf en cas d'intolérance digestive).

• Éplucher le moins possible et râper peu.

• Éviter les cuissons prolongées et à haute température. Cuire à basse température, et notamment à la vapeur douce (pour les légumes en particulier).

• Éviter de maintenir trop longtemps les plats au chaud.

• Conserver l'eau de cuisson pour faire un potage, elle contient les vitamines hydrosolubles.

• Cuisiner de manière à éviter les restes qui séjourneront au réfrigérateur et seront réchauffés.

• Réduire les quantités, mais choisir la qualité, en privilégiant par exemple les produits de culture biologique, les coûts sont à peu près identiques.

• Les rôtis et les grillades conservent davantage les vitamines des viandes.
• Les produits congelés sont plus riches en vitamines que les conserves.
• Ne pas exposer le lait à la lumière.

VITAMINE	SOURCES	SIGNE DE CARENCE
A (rétinol)	Foie, jaune d'œuf, lait, beurre, carottes, épinards, tomates, abricots	Troubles de la vision nocturne Sensibilité à la réverbération Sécheresse de la peau Intolérance cutanée au soleil Sensibilité aux infections ORL
Provitamine A (bêta-carotène)	Carottes, cresson, épinards, mangues, melon, abricots, brocolis, pêches, beurre	
D (calciférol)	Foie, thon, sardine, jaune d'œuf, champignons, beurre, fromage. Le soleil	Enfant : rachitisme Personnes âgées : ostéo-maladie + ostéoporose = déminéralisation osseuse
E (tocophénol)	Huiles, noisettes, amandes, céréales complètes, lait, beurre, œufs, chocolat noir, pain complet	Fatigabilité musculaire Risques d'accidents cardio-vasculaires Vieillissement cutané
K (menadione)	Fabriquée par les bactéries du côlon Foie, chou, épinards, œufs, brocolis, viande, chou-fleur	Accidents hémorragiques
B1 (thiamine)	Levure sèche, germe de blé, porc, abats, poisson, céréales complètes, pain complet	Fatigue, irritabilité Troubles de la mémoire Manque d'appétit, dépression, faiblesses musculaires
B2 (riboflavine)	Levure sèche, foie, rognons, fromage, amandes, œufs, poisson, lait, cacao	Dermite séborrhéique Acné rosacé Photophobie Cheveux fragiles et ternes Lésions : lèvres, langue perlèche
PP (ou vitamine B3 ou niacine ou acide nicotinique)	Levure sèche, son de blé, foie, viande, rognons, poisson, pain complet, dattes, légumes secs, flore intestinale	Fatigue Insomnie Anorexie Etat dépressif Lésions de la peau (lucite) et des muqueuses

VITAMINE	SOURCES	SIGNE DE CARENCE
B5 (acide pantothénique)	Levure sèche, foie, rognons, œufs, viande, champignons, céréales, légumineuses	Fatigue, maux de tête Nausées, vomissements Troubles caractériels Hypotension orthostatique Chute des cheveux
B6 (pyridoxine)	Levure sèche, germe de blé, soja, foie, rognons, viande, poisson, riz complet, avocats, légumes secs, pain complet	Fatigue, état dépressif Irritabilité, vertiges Nausées Lésions de la peau Désir de sucreries Maux de tête dus aux glutamates
B8 (ou biotine ou vitamine H)	Flore intestinale, levure sèche, foie, rognons, chocolat, œufs, champignons, poulet, chou-fleur, légumineuses, viande, pain complet	Fatigue, manque d'appétit Nausées, fatigue musculaire Peau grasse, Chute des cheveux Insomnie, dépression Troubles neurologiques
B9 (acide folique)	Levure sèche, foie, huîtres, soja, épinards, cresson, légumes verts, légumes secs, pain complet, fromage, lait, germe de blé	Fatigue Troubles de la mémoire Insomnie, état dépressif Confusion mentale (vieillard) Retard de cicatrisation Troubles neurologiques
B12 (cyanocobalamine)	Foie, rognons, huîtres, hareng, poisson, viande, œufs	Fatigue, irritabilité Pâleur, anémie, manque d'appétit Troubles du sommeil Douleurs neuromusculaires Troubles de la mémoire Dépression
C (acide ascorbique)	Baies d'églantier, cassis, persil, kiwis, brocolis, légumes verts, fruits (agrumes), foie, rognons	Fatigue, somnolence Manque d'appétit Douleurs musculaires Faible résistance aux infections Essoufflement rapide à l'effort

LES SELS MINERAUX
ET LES OLIGO-ÉLÉMENTS

•••

L'organisme humain est en permanence l'objet de multiples réactions chimiques. Or, ces différentes réactions ne pourraient avoir lieu sans la présence de sels minéraux et d'oligo-éléments qui agissent indirectement par le biais des enzymes.

Par exemple, il ne pourrait pas y avoir de transmission de l'influx nerveux sans sodium ou potassium. Il n'y aurait pas d'activité musculaire sans calcium et pas d'hormones thyroïdiennes sans iode. De la même manière, il n'y aurait pas d'oxygénation du sang en l'absence de fer, ni d'assimilation correcte du glucose sans chrome.

Parmi ces micronutriments, on distingue :

– les sels minéraux comme le calcium, le phosphore, le potassium, le sodium, le soufre, le magnésium.

– les oligo-éléments comme le chrome, le cobalt, le zinc, le cuivre, le sélénium, etc., qui agissent en quantité infinitésimale.

Un manque de sels minéraux et d'oligo-éléments peut constituer un facteur de perturbation. On sait en effet qu'un déficit en manganèse favorise l'hyperglycémie, et qu'un déficit en nickel, en chrome et en zinc pérennise l'insulinorésistance.

La supplémentation est-elle une bonne solution ?

•

D'aucuns pourraient croire qu'un déficit en micronutriments, lié à de mauvaises habitudes alimentaires, pourrait être facilement comblé par une supplémentation sous forme de comprimés ou d'ampoules. Or, il faut savoir que ces produits de synthèse, même s'ils peuvent aider en cas de grave carence, sont *mal absorbés* au niveau intestinal.

Il convient donc de chercher dans une alimentation normale et variée les quantités de sels minéraux et oligo-éléments dont l'organisme a besoin. C'est pourquoi il faut encourager la consommation de fruits, de légumes, de crudités, de légumineuses et de céréales brutes.

La seule supplémentation que l'on peut encourager est celle qui consiste à prendre quotidiennement de la levure de bière et des germes de blé, deux produits naturels qui contiennent des nutriments dont notre alimentation moderne est largement dépourvue.

De plus, la levure de bière est riche en chrome, ce qui contribue à améliorer la tolérance au glucose, entraînant par conséquent une baisse de la glycémie et de l'insulinémie. *C'est donc indirectement une aide à l'amaigrissement !*

POUR 100 G	LEVURE SÈCHE DE BIÈRE	GERME DE BLÉ
Eau	6 g	11 g
Protides	42 g	26 g
Glucides	19 g	34 g
Lipides	2 g	10 g
Fibres	22 g	17 g
Potassium	1 800 mg	850 mg
Magnésium	230 mg	260 mg
Phosphore	1 700 mg	1 100 mg
Calcium	100 mg	70 mg
Fer	18 mg	9 mg
Bêta-carotène	0,01 mg	0 mg
Vitamine B1	10 mg	2 mg
Vitamine B2	5 mg	0,7 mg
Vitamine B5	12 mg	1,7 mg
Vitamine B6	4 mg	3 mg
Vitamine B12	0,01 mg	0 mg
Acide folique	4 mg	430 mg
Vitamine PP	46 mg	4,5 mg
Vitamine E	0 mg	21 mg

On pourra mettre 1 cuillerée à café de levure de bière ou de germe de blé, en alternance un jour sur deux, dans son laitage du petit déjeuner.

8

HYPERCHOLESTÉROLÉMIE, MALADIES CARDIO-VASCULAIRES ET HABITUDES ALIMENTAIRES

Selon l'expression d'un médecin, « le SIDA tue peu mais à grand bruit, alors que les maladies cardio-vasculaires tuent à chaque instant mais en silence ! ».

Un Américain meurt toutes les 90 secondes d'une crise cardiaque ! Les affections cardio-vasculaires restent en effet, et de loin, la première cause de décès (près de 40% en France, devant le cancer qui lui, représente environ un quart des décès.)

De gros efforts d'information ont été faits ces deux dernières décennies dans tous les pays occidentaux, et particulièrement aux États-Unis, pour permettre une meilleure prévention. Mais le combat est loin d'être gagné, car la fréquence des maladies cardio-vasculaires est inversement proportionnelle à celui du niveau d'instruction, du revenu familial et du degré de qualification du métier exercé.

Or, c'est dans les milieux défavorisés, qui sont les plus touchés, que les taux de natalité sont les plus élevés. C'est pourquoi il y a tout lieu de craindre une augmentation du nombre de morts par maladies cardio-vasculaires au XXIe siècle, malgré les campagnes de prévention actives.

Les facteurs de risques des maladies cardio-vasculaires sont pourtant bien connus. Ce sont les LDL cholestérol, les triglycérides, l'hypertension artérielle, le diabète, l'obésité, mais aussi le tabagisme, la sédentarité, le stress. Ils mettent en principe 30 à 40 ans à se manifester pour devenir une menace vitale, mais il existe des formes où une cause héréditaire peut aggraver le pronostic. C'est pourquoi près de 5 % des sujets mourant d'affections cardio-vasculaires ont moins de 25 ans.

Dans les chapitres précédents, nous avons découvert que c'est la consommation de glucides à index glycémique élevé qui est le principal responsable de la prise de poids. Cela ne veut pas dire pour autant, comme nous l'avons rappelé à maintes reprises, que l'on peut manger des graisses *ad libitum* car leur excès pourrait en effet compromettre la santé en général.

Nous avons par ailleurs beaucoup insisté sur le fait qu'il importait de faire les bons choix parmi les lipides, car certains pouvaient aggraver les risques cardio-vasculaires alors que d'autres avaient au contraire l'avantage de constituer un facteur de prévention.

Mais avant de revenir plus en détail sur les propriétés des graisses en fonction de la nature de leurs acides gras, il importe de faire une mise au point en ce qui concerne le cholestérol.

LE CHOLESTÉROL : UN FAUX INTRUS

Le cholestérol n'est pas un intrus. Il s'agit même d'une substance indispensable à la formation d'un certain nombre d'hormones. Le corps en contient environ 100 g, répartis entre les tissus du système nerveux, les nerfs et les différentes cellules.

Il est en grande partie synthétisé par l'organisme (à 70 %), la bile, notamment, en déverse 800 à 1 200 mg/j dans l'intestin grêle.

Mais il est important de savoir que seulement 30 % du cholestérol de notre organisme proviennent de notre alimentation. C'est pourquoi on peut considérer que notre taux de cholestérol sanguin est peu dépendant de la quantité de cholestérol contenu dans les aliments. Son taux sanguin est plutôt lié au type d'acides gras que nous consommons (saturés, mono ou polyinsaturés).

Le bon et le mauvais

•

Le cholestérol ne se trouve pas isolé dans le sang car il est fixé sur des protéines. Il en existe deux catégories :

• les lipo-protéines de faible densité ou LDL (Low Density Lipoproteins), qui distribuent le cholestérol aux cellules, et notamment à celles des parois artérielles qui sont victimes de ces dépôts graisseux.

C'est pourquoi le LDL-cholestérol a été baptisé « mauvais cholestérol », car il recouvre, à la longue, l'intérieur des vaisseaux qui s'encrassent. Cette obstruction des artères peut entraîner des problèmes cardio-vasculaires : une artérite des membres inférieurs, une angine de poitrine ou un infarctus du myocarde, ou un accident vasculaire cérébral pouvant entraîner éventuellement une paralysie.

• les lipo-protéines de haute densité, ou HDL (High Density Lipoproteins), qui conduisent le cholestérol au foie pour qu'il y soit éliminé.

On a appelé le HDL-cholestérol le « bon cholestérol » car il ne fait l'objet d'aucun dépôt vasculaire. Il a, au contraire, la propriété de nettoyer les artères de leurs dépôts athéromateux. On comprend ainsi que plus le taux de HDL est élevé, plus le risque d'accident cardio-vasculaire diminue.

Les dosages sanguins

•

Les normes actuelles sont beaucoup moins laxistes que celles qui ont prévalu pendant de nombreuses années. Trois notions doivent être retenues :
– le cholestérol total (HDL + LDL) doit être inférieur ou égal à 2 g par litre de sang,
– le LDL-cholestérol doit être inférieur à 1,30 g/l,
– le HDL-cholestérol doit être supérieur à 0,45 g/l chez l'homme et 0,55 g/l chez la femme.

Les risques cardio-vasculaires

•

Ils sont multipliés par deux si le taux de cholestérol total est de 2,2 g/l et par quatre s'il est supérieur à 2,6 g/l. Mais on a pu observer que 15 % des infarctus survenaient chez des sujets ayant un pourcentage de cholestérol total inférieur à 2 g/l. C'est pourquoi cette notion n'a qu'une signification toute relative.

Ce qui est le plus important, c'est le dosage LDL et HDL, mais aussi et surtout le rapport entre le cholestérol total et le HDL, qui doit impérativement être inférieur à 4,5.

45 % des français ont des taux supérieurs à la normale et environ 8 millions de nos concitoyens ont un cholestérol total supérieur à 2,50 g/l. Or, quand on sait que faire baisser le cholestérol de 12,5 % permet de diminuer de

19 % le taux d'infarctus du myocarde, on a donc intérêt à prendre cette question très au sérieux.

Mais le taux de cholestérol, même s'il est toujours mis en avant (dans les médias notamment) n'est pas le seul facteur de risque des maladies cardio-vasculaires. Bien d'autres paramètres, sur lesquels nous pouvons agir à travers nos choix alimentaires, sont des facteurs d'altération vasculaire : hyperglycémie (avec ou sans diabète), hyperinsulinisme, hypertriglycéridémie, carences d'apport en antioxydants (vitamines A, C et E, bêta-carotène, zinc, cuivre, sélénium, polyphénols), sans oublier aussi le tabagisme.

Traitement diététique

En cas d'hypercholestérolémie, le médecin pourra prescrire certains médicaments, mais cela doit rester un ultime recours. Une bonne gestion de son alimentation sera, dans la plupart des cas, suffisante.

Voici donc les conseils que vous pouvez suivre, à la fois pour faire diminuer votre cholestérol s'il est trop élevé, mais aussi et surtout pour prévenir les risques cardio-vasculaires en général.

Perdre du poids

On a pu constater que l'amaigrissement conduisait, dans la plupart des cas, à une amélioration de tous les paramètres biologiques. La diminution du taux de cholestérol est certainement celle qui va apparaître le plus vite, à condition toutefois de ne pas faire l'erreur de consommer en excès des mauvais lipides (graisses saturées).

Faut-il limiter l'apport alimentaire en cholestérol ?

Les aliments contiennent un taux variable de cholestérol. Le jaune d'œuf, les abats et la noix de coco en renferment beaucoup.

L'OMS (Organisation mondiale de la santé) a pendant longtemps préconisé de ne pas dépasser un apport journalier de 300 mg. Or, des travaux récents ont montré que paradoxalement, cet aspect de la diététique était très secondaire. Un apport alimentaire de 1000 mg de cholestérol par jour n'entraînerait qu'une augmentation de 5 % environ de la cholestérolémie.

On pourra donc négliger la quantité de cholestérol contenue dans les aliments. Il faudra, en revanche, tenir compte du degré de saturation des acides gras ingérés.

Choisir ses lipides

Nous avons vu dans le chapitre 2 sur la classification des aliments que les graisses devaient être classées en trois catégories :

• *les graisses saturées*, que l'on trouve surtout dans les viandes, les charcuteries trop grasses, les œufs, le lait, les laitages entiers, le fromage et l'huile de palme. Ces graisses augmentent le taux de cholestérol total, et surtout le LDL-cholestérol qui se dépose sur les parois artérielles, favorisant ainsi les accidents vasculaires.

De récentes publications montrent cependant que les œufs et les fromages fermentés auraient un effet beaucoup moins important que ce que l'on a cru pendant longtemps. Quant aux volailles, si l'on exclut la peau, leur taux de graisse saturée est faible. Leur consommation aurait donc peu d'effet sur l'élévation de la cholestérolémie.

• *les acides gras polyinsaturés d'origine animale*, qui sont essentiellement les acides gras contenus dans les graisses de poisson.

On a longtemps pensé que les Esquimaux, qui consomment une nourriture composée à 98 % de graisses de poisson, ne connaissaient pas les maladies cardio-vasculaires pour des raisons génétiques. On s'est par la suite rendu compte que c'était précisément la nature de leur nourriture

CONCENTRATION EN LIPIDES ET EN ACIDES GRAS SATURÉS DES CHARCUTERIES

	LIPIDES POUR 100 G	ACIDES GRAS SATURÉS
Andouillette*	8 g	3,2 g
Jambon cuit dégraissé*	3 g	1,1 g
Jambon cru*	13 g	1,7 g
Fromage de tête*	13 g	4,6 g
Foie gras**	45 g	17 g
Saucisson sec**	30 g	12,1 g
Bacon**	31 g	11,1 g
Boudin noir**	34 g	12,6 g
Mortadelle	30 g	12,4 g
Pâté de foie de porc**	37 g	15 g
Rillettes**	49 g	20 g
Salami**	42 g	16,4 g
Cervelas**	28 g	11 g
Saucisse de Francfort**	24 g	10 g
Saucisson à l'ail*	28 g	10,7 g

* charcuteries peu grasses
** charcuteries très grasses, à éviter ou à consommer avec une très grande modération

qui constituait le meilleur facteur de prévention. La consommation de graisses de poisson entraîne en effet une importante baisse des triglycérides et prévient les thromboses. On comprend ainsi que, contrairement à ce que l'on a pu croire pendant longtemps, plus le poisson est gras, plus il a une action bénéfique sur le plan cardio-vasculaire. Il faut donc encourager la consommation de saumon, de thon, de sardines, de maquereaux, d'anchois et de harengs.

• *les acides gras polyinsaturés d'origine végétale,* dont le chef de file est l'acide linoléique, qu'on trouve surtout dans les huiles de tournesol, de maïs, de soja et d'arachide. L'acide linolénique est lui surtout présent dans les huiles de noix, de soja et de colza. Ces acides gras polyinsaturés se retrouvent aussi dans les fruits oléagineux : noix, amande, cacahuète, sésame.

L'ennui est que ces acides gras sont très oxydables. Leur oxydation peut notamment survenir si la ration alimentaire d'antioxydants est insuffisante. Or un acide gras polyinsaturé oxydé est aussi asthérogène (cause d'arthérosclérose) qu'un acide gras saturé !

• *les acides gras insaturés « trans »*, acides gras qui peuvent apparaître lors du traitement industriel des acides gras mono ou polyinsaturés : fabrication de margarine, pains industriels, biscuiterie, pâtisserie, viennoiserie, plats tout préparés. Or ces acides gras « trans » sont très athérogènes et aussi dangereux que les acides gras saturés. C'est pourquoi il est préférable d'utiliser le plus souvent des produits bruts, cuisinés chez soi, plutôt que de faire appel aux produits tout prêts proposés par les industriels.

• *les acides gras monoinsaturés*, dont le chef de file est l'acide oléique, que l'on trouve notamment dans l'huile d'olive.

On peut dire que l'huile d'olive est le champion toute catégorie des graisses ayant une action bénéfique sur le cholestérol. Elle est en effet la seule qui réussisse à faire baisser le mauvais cholestérol (LDL) et à faire augmenter le bon (HDL).

Certains auront compris que le thon (ou le saumon) à l'huile d'olive devient ainsi un vrai passeport contre les problèmes circulatoires.

Mais on ne trouve pas seulement les acides gras monoinsaturés dans l'huile d'olive. Ils sont aussi présents dans les volailles (graisse d'oie, graisse de canard) et le foie gras.

Choisir ses glucides

L'hyperglycémie et l'hyperinsulinisme sont d'authentiques facteurs de risque cardio-vasculaires responsables notamment des triglycérides, de l'hypertension artérielle, mais aussi du cholestérol. C'est pourquoi il faut éviter une consommation trop fréquente de glucides à index glycémique élevé (pommes de terre, farine blanche, sucre ...) et choisir de préférence des glucides à index glycémique bas et très bas (lentilles, pois, pois chiche, fruits, légumes verts, céréales brutes...). En cas d'hypertriglycéridémie, il faut supprimer la consommation de mauvais glucides mais aussi diminuer l'alcool.

Augmenter sa ration de fibres alimentaires

La présence des fibres dans le tube digestif améliore en effet le métabolisme des lipides.

On a pu notamment remarquer que la consommation de pectine (en mangeant des pommes) entraînait une baisse sensible du taux de cholestérol, ce qui est aussi le cas de toutes les autres fibres solubles contenues dans l'avoine et les légumineuses (haricots blancs, lentilles).

Assurer un apport suffisant en anti-oxydants

Dans l'organisme, certaines réactions métaboliques entraînent un phénomène d'oxydation appelé radicaux libres, qui sont aussi la conséquence des effets pervers de l'environnement (tabagisme, pollution) ou d'une pratique sportive trop intensive. Les radicaux libres altèrent les cellules et favorisent les lésions des vaisseaux sanguins, mais ils accélèrent aussi le vieillissement et sont à l'origine des cancers.

Pour lutter contre les radicaux libres, il importe de consommer suffisamment d'antioxydants : vitamine A (et surtout son précurseur, le béta-carotène), vitamine C, vitamine E, sélénium, zinc, cuivre et polyphénols.

ALIMENTS RICHES EN ANTI-OXYDANTS

VITAMINE E	VITAMINE C	BÉTA-CAROTÈNE	CUIVRE
Huile de germe de blé	Baie d'églantier	Carottes crues	Huîtres
Huile de maïs	Cassis	Cresson	Foie de veau
Huile de soja	Persil	Épinards, oseille	Foie de mouton
Huile de tournesol	Kiwi	Mangue	Moules
Huile d'arachide	Brocolis	Melon	Poudre de cacao
Huile de colza	Oseille	Abricot	Foie de bœuf
Huile d'olive	Poivron cru	Brocolis	Germe de blé
Germe de blé	Estragon	Pêche	Haricots blancs
Noisettes, amandes	Chou vert cru	Tomate	Noisette
Céréales germées	Cresson	Orange	Pois secs
Noix, cacahuètes	Chou rouge cru	Pissenlit	Flocons d'avoine
Riz sauvage	Citron, orange	Cerfeuil, persil	Noix
			Cervelle
VITAMINE A	**SÉLÉNIUM**	**ZINC**	**POLYPHÉNOLS**
Huile de foie de morue	Huîtres	Huîtres	Vins rouges
Foie d'animaux	Foie de poulet	Pois secs	Pépins de raisins
Beurre	Foie de bœuf	Foie de canard	Thé vert
Œuf cuit	Poisson	Levure de bière	Huile d'olive
Abricot frais	Œuf	Haricots secs	Oignons
Fromage	Champignons	Rognons	Pommes
Saumon	Oignons	Anguille	
Lait entier	Pain intégral	Lentilles	
Sardines	Riz complet	Viande	
Crème fraîche	Lentilles	Pain intégral	
	Cervelle		

Boire un peu de vin

Les travaux des Prs Masquelier et Renaud ont montré que la consommation de vin (rouge notamment), à raison de un à trois verres par jour, diminue le risque cardio-vasculaire. Le vin contient en effet des substances qui diminuent le LDL cholestérol (mauvais cholestérol) et augmentent le HDL cholestérol (bon cholestérol). Il protège les parois artérielles et rend le sang plus fluide, ce qui évite les thromboses.

Améliorer son hygiène de vie

Le stress, le tabagisme et la sédentarité ont eux aussi une action négative sur le cholestérol. Une meilleure hygiène de vie s'impose donc non seulement en tant que mesure curative, mais aussi préventive.

RÉSUMÉ DES MESURES À METTRE EN ŒUVRE EN CAS D'HYPERCHOLESTÉROLÉMIE

(ou pour prévenir les risques cardio-vasculaires)

• Perdre du poids, si vous êtes obèse.

• Diminuer la consommation de viande (max. 150 g/j).

• Choisir des viandes peu grasses (bœuf maigre).

• Les remplacer le plus souvent par des volailles (sans la peau).

• Éviter les charcuteries grasses et les abats.

• Préférer les poissons (min. 300 g/semaine).

• Manger peu de beurre (max. 10 g/j) et de margarine.

• Limiter sa consommation de fromage.

• Prendre du lait écrémé et des laitages à 0 % de m.g.

• Limiter la consommation de glucides à index glycémique élevé (pommes de terre, farine blanche, sucres...)

• Augmenter sa consommation de glucides à index glycémique bas et très bas, ce qui représente un apport important en fibres (fruits, céréales brutes, légumes, légumineuses).

• Majorer sa consommation d'acides gras mono et polyinsaturés végétaux (olive, tournesol, colza).

• Assurer un apport suffisant en antioxydants et en chrome (levure de bière et germe de blé).

- Boire (éventuellement) du vin riche en tanin (max. 1/2 bouteille/jour).

• Contrôler son stress.

• Pratiquer régulièrement une activité physique (marche, natation, vélo, équitation, tennis ...)

• Cesser de fumer.

9

LE SUCRE: UNE DOUCEUR QUI NOUS VEUT DU MAL !

Adulé par les uns qui lui attribuaient toutes les vertus, honni par les autres qui le rendaient responsable de tous les maux, le sucre fut, depuis son arrivée en Europe au XIe siècle, l'objet de polémiques et de controverses permanentes.

Du snobisme médicinal aux phobies puritaines qui ne voyaient en lui qu'un motif illégitime de plaisir, des convictions idéalistes des uns aux croyances pseudo-scientifiques des autres, ce furent toujours les intérêts économiques qui l'emportèrent.

Un peu d'histoire

•

L'histoire du sucre est en effet étroitement liée à l'essor du commerce international *via* la colonisation, mais aussi l'esclavage. Originaire du Pacifique-Sud bien avant notre ère, la canne à sucre s'est lentement propagée en Chine. On la vit ensuite se développer en Inde, où il était de bon ton de la cultiver dans son jardin, pour en sucer le jus et en extraire les fibres dont on enrichissait le pain.

C'est Alexandre-le-Grand qui découvrit en 325 avant J.-C., à l'occasion de sa conquête de l'Inde, l'existence de ce « miel sans abeille », que Néron appela beaucoup plus tard (50 ans après J.-C.) le *saccharum*.

Mais, malgré cette découverte, les Grecs comme les Romains furent épargnés par ce que Danièle Starenkyj appelle « le mal du sucre ». L'Empire persan en avait, quant à lui, développé la culture et le raffinage, et considérait ce qui en résultait comme un remède miraculeux contre la peste et les épidémies. La Perse ayant cédé devant l'invasion arabe, le centre des affaires du sucre se déplaça à La Mecque.

C'est à l'occasion des Croisades que l'Occident découvrit le sucre, épice dont le Sultan tirait de grands revenus. Cultivée en Espagne à la faveur de l'invasion arabe, la canne à sucre contamina dès son apparition le Nouveau-Monde, lorsque Christophe Colomb, cédant aux pressions de la reine Isabelle, emporta avec lui lors de son deuxième voyage quelques bâtons de canne à sucre pour les planter outre-Atlantique.

Le sucre étant une épice que l'on croyait dotée de vertus médicinales, on comprend pourquoi il fut vendu exclusivement par les apothicaires jusqu'au XVIIIe siècle. Mais il fut, dès le XVe siècle, apprécié aussi pour ses vertus culinaires. Les Anglais notamment, grands mangeurs de sucre, le mirent en quelque sorte à toutes les sauces. Comme c'était un produit onéreux, il était devenu de bon ton, chez les riches, de le substituer au miel.

Vers la fin du XVIe et le début du XVIIe siècle, les premières bribes d'un discours saccharophobe se firent entendre. C'était, disait-on, un médicament inapproprié, contraire à l'équilibre humoral. A très petites doses, il était acceptable, mais au-delà, il pouvait être dangereux pour la santé. Le sucre fut aussi rendu responsable de la phtisie (autre nom de la tuberculose) et de la grande peste de Londres en 1666. La cause fut définitivement entendue lorsque le verdict du grand médecin de l'époque, Thomas Willis, tomba : c'était bien le sucre qui était responsable de cette nouvelle maladie, le diabète.

Et pourtant, à la fin du XVIIIe siècle, le sucre a poursuivi allègrement sa carrière économique. Il faut dire que l'ancienne épice orientale était devenue un produit colonial, dont l'économie de l'époque tirait grand profit. A la faveur du fameux trafic triangulaire, la canne à sucre était devenue un formidable enjeu économique, dont les conditions de développement n'étaient d'ailleurs pas du tout du goût des moralisateurs.

Il faut dire pourtant que peu avant la Révolution, le sucre demeurait toujours un produit de luxe, réservé aux seuls privilégiés qui en avaient les moyens. Même chez les riches, il était consommé avec parcimonie. La consommation de l'époque était inférieure à 1 kg par an et par habitant. On peut cependant s'étonner qu'un usage aussi modéré fût l'objet d'une telle attention et de tant de commentaires. Mais c'est après la Révolution que le sort du sucre se joua, pour le bonheur de ses producteurs et le malheur de l'humanité.

Le grand responsable du développement de sa consommation fût Napoléon. On sait en effet que ce dernier eut quelques problèmes avec les Anglais, ce qui donna lieu de leur part à ce que l'on a appelé le « blocus continental ». La France se trouva soudain privée des importations coloniales de canne à sucre, ce qui la conduisit très rapidement à se trouver en état de pénurie. La situation était d'autant plus difficile à vivre pour Napoléon qu'il était lui-même grand amateur de sucreries.

Il décida donc qu'il fallait trouver un substitut au sucre de canne. On savait depuis longtemps que l'on pouvait sortir une substance sucrée d'un certain type de betterave, mais on n'avait pas encore trouvé le moyen d'extraire un produit comestible du liquide obtenu. C'est en 1812 que Benjamin Dellesert mit au point le procédé qui devait assurer au sucre la carrière que l'on connaît.

La betterave avait non seulement un meilleur rendement que la canne à sucre, mais, et c'est ce qui faisait surtout la différence, son prix de revient était particulièrement bas du fait qu'elle était produite en métropole. Le sucre allait pouvoir ainsi se mettre à la portée de tous.

Claude Bernard lui apporta sans le vouloir une caution de poids en 1863. Le grand savant découvrit en effet que le glucose était bien le carburant de l'organisme, nécessaire notamment pour le travail du muscle. Il n'en fallait pas plus pour faire l'amalgame entre le sucre et ses pseudo-propriétés nutritives.

L'aliment banni du XVIIIe siècle, qui avait fait tant de ravages sur la santé des quelques privilégiés qui avaient les moyens de se le payer, était soudain réhabilité au moment où l'ensemble de la population allait pouvoir en user. En 1897, on décréta même que c'était le meilleur aliment du sportif.

Encouragé par tous ces discours optimistes, le lobby sucrier réclama en 1905 une réforme fiscale pour encourager la consommation du sucre et ainsi contribuer à « augmenter la santé de la population » comme cela, paraît-il, avait été fait en Angleterre.

Mais l'enthousiasme du XIXe siècle a eu du mal à franchir le cap du XXe siècle, où progressivement un fort courant saccharophobe s'est développé. En effet, l'Allemagne commence à s'inquiéter sérieusement de sa consommation galopante et de ses conséquences sur la santé. Aux États-Unis, on est plus précis : on le rend responsable des problèmes intestinaux des enfants. De la même manière, les Anglais sont convaincus que le sucre est à l'origine des multiples céphalées. Quant à la France, elle découvre qu'entre le glucose métabolisé par l'organisme et le saccharose, produit industriel raffiné dépourvu de sels minéraux, il y a un monde et que le grand Claude Bernard s'est donc complètement trompé.

La Faculté s'inquiète alors en constatant que la progression du diabète suit la même courbe que celle de la consommation du sucre. On le rend déjà responsable de l'obésité. Chef de file des saccharophobes en 1923, le docteur Paul Carton le dénonce comme une drogue, car il a remarqué qu'il entraînait une véritable dépendance. C'est selon lui « un aliment industriel mort » aussi dangereux que l'alcool.

Depuis le premier quart du XXe siècle, le signal d'alarme n'a jamais cessé d'être tiré par toutes les professions de santé qui, chaque fois qu'elles en ont eu l'occasion, ont dénoncé avec véhémence les ravages du sucre et les dangers de la généralisation de sa consommation.

Claude Fischler signale que dans soixante-douze publications de presse française, analysées sur une période de dix ans (1975-1985), quarante-huit contenaient des articles traitant du sucre toujours de manière critique.

Mais ce discours inquiétant, qualifié d'alarmiste par les éternels optimistes, a sans cesse été habilement contré par le lobby des sucriers, dont l'audace et le talent des messages publicitaires ont toujours été à la mesure des moyens financiers.

Les messages sont d'autant mieux reçus que les restrictions de la Deuxième Guerre mondiale semblent toujours présentes dans les esprits, même chez ceux qui étaient trop jeunes pour s'en souvenir. On en veut pour preuve l'obsession de nos contemporains à s'empresser de constituer des stocks de sucre dès les premières rumeurs d'une crise éventuelle.

Par ailleurs, il est facile de tourner en dérision les thèses scientifiques, tant elles ont été controversées au cours de l'histoire, et fondées pour certaines sur des croyances populaires.

La guerre médiatique ne peut donc qu'aboutir à jeter la confusion dans les esprits, en amplifiant ce qui par intérêt peut être présenté comme un mythe. La Food & Drug Administration, aux États-Unis, qui n'est pas à un paradoxe près, a ajouté à cette confusion en décrétant en 1986, contre l'avis de l'ensemble de la communauté scientifique internationale, qu'à l'exception de la carie dentaire, il n'y avait aucune contre-indication à consommer du sucre.

Mais si l'on veut vraiment mesurer l'impact du sucre au niveau de la santé, il est indispensable de prendre connaissance des statistiques relatives à sa consommation depuis deux siècles.

En 1700, les chroniqueurs de l'époque prétendaient que le marché du sucre était stabilisé, voire saturé. Pendant tout le XVIIIe siècle, la consommation ne varia donc que très peu, car comme nous l'avons montré, c'était un produit cher. En 1780, la consommation se situait aux alentours de 0,6 kg par an et par habitant.

En 1880, un siècle plus tard, la consommation était passée à 8 kg, c'est-à-dire qu'elle avait presque été multipliée par quinze. Ce « boom », comme nous l'avons vu, était dû à la généralisation du sucre de betterave. Puis la consommation s'emballa : en 1900, 17 kg par an par habitant, en 1930, 30 kg et en 1960, 40 kg.

Depuis 1985, la consommation en France est désormais stabilisée à 35 kg. Elle est pour la même période de 49 kg en Grande-Bretagne et de 63 kg aux États-Unis.

Au XVe siècle, avant la découverte de l'Amérique, on sait que le sucre était considéré comme une épice. La consommation était donc voisine de zéro. En trois siècles, elle est passée de zéro à un peu plus d'un demi-kilo, après le formidable développement de la culture de la canne à sucre dans les colonies. Mais il faut donc bien réaliser, pour comprendre la mesure du phénomène, qu'en moins de deux siècles, on a ensuite multiplié par 50 sa consommation en France et par 100 aux États-Unis.

Jamais, dans toute l'histoire de l'humanité, l'homme n'a connu une transformation aussi radicale de son alimentation dans un laps de temps aussi court ! Quand on étudie l'histoire de l'alimentation de l'homme depuis trois millions d'années, on constate que celle-ci s'est progressivement transformée au rythme de l'évolution technique, sociale, économique et psychologique des peuples. Il y eut d'abord l'ère de la cueillette, de la chasse, puis celle de l'agriculture primitive, de l'élevage et surtout de la culture des céréales. Toutes ces transformations se sont faites sur des millénaires, et on peut donc considérer qu'à chaque fois, l'organisme humain a eu largement le temps de s'adapter aux nouveaux modes alimentaires.

C'est en moins de deux siècles, c'est-à-dire sur cinq ou six générations, que s'est développé l'usage du sucre ; on peut donc légitimement penser que l'organisme n'a pas eu la possibilité de s'adapter à la soudaine surconsommation de ce produit, dont la conséquence métabolique est une élévation anormale de la glycémie. Nous savons que la situation a empiré depuis une cinquantaine d'années, où d'autres aliments hyperglycémiants sont venus, à leur tour, perturber l'équilibre physiologique de l'homme.

L'introduction soudaine du sucre a donc eu pour conséquence de faire progressivement monter les scores glycémiques de nos aïeux, sollicitant dans les mêmes proportions leur pauvre pancréas qui n'avait pas été préparé pour un tel effort.

Cela explique qu'au bout de quelques générations de ce régime hypersucré, on doive faire face à de nouvelles maladies : l'hyperinsulinisme, que l'on découvre aujourd'hui comme le principal responsable du diabète et de l'obésité, et qui est directement impliqué dans le développement des risques cardio-vasculaires (hypertension artérielle, triglycéridémie...).

Le sucre caché

La consommation de sucre en France, comme nous l'avons vu, a légèrement diminué depuis 1960. Tous ceux qui, depuis quelques années, ont, pour différentes raisons, réduit leur consommation de sucre en le supprimant de leur café ou de leur yoghourt, qu'ils aient ou non recours aux édulcorants, ne doivent pas pour autant avoir bonne conscience.

Car ils n'ont éliminé que la « partie visible de l'iceberg ». Il faut savoir en effet qu'il y a deux types de sucre : le sucre consommé directement et celui que l'on absorbe indirectement, la plupart du temps sans le savoir ; c'est le « sucre caché ».

Le sucre caché, c'est celui que l'on consomme à son insu. Il est largement utilisé comme excipient par l'industrie alimentaire, mais aussi par l'industrie pharmaceutique. Si vous prenez l'habitude de lire les étiquettes (ce que je vous encourage à faire systématiquement), vous serez stupéfait de constater que la quasi-totalité des produits alimentaires, qui ont fait l'objet d'un conditionnement et *a fortiori* d'un traitement industriel, contiennent du sucre. Malheureusement on ne sait pas toujours dans quelle proportion, car cette mention-là n'est pas obligatoire.

C'est ainsi qu'au fur et à mesure que la consommation directe a tendance à diminuer, la consommation indirecte, elle, est en pleine expansion. En 1977, la consommation de sucre caché, contenu dans les boissons, friandises, conserves, médicaments..., était de 58 %. En 1985, elle est passée à 65 %. En 1998, elle est proche de 70 %.

Cette pratique industrielle qui consiste à rajouter systématiquement du sucre dans les produits alimentaires, relève de plusieurs motivations. Dans l'industrie pharmaceutique, le sucre sert essentiellement à « faire passer la pilule ». Les gens veulent bien se soigner à condition qu'en plus, cela soit bon. Comme la plupart des principes actifs ont des goûts détestables, mieux vaut donc les édulcorer. Les études marketing montreront facilement aux industriels que, même si leur produit est meilleur à tout point de vue, il sera boudé, voire rejeté, si son goût n'est pas conforme à l'attente du client.

Dans l'industrie alimentaire, on édulcore pour trois raisons. D'abord pour masquer l'amertume, ensuite pour dissimuler l'acidité et améliorer la conservation, mais surtout pour flatter le goût du client. Car, comme l'avait déjà dénoncé le Dr Carton au début du siècle, on voit que la consommation de sucre conduit, comme pour une drogue, à une véritable accoutumance. Le sucre attire le sucre et les spécialistes de marketing le savent très bien, notamment ceux dont les produits s'adressent au marché des enfants.

L'une des raisons supplémentaires pour laquelle les industriels ont dû augmenter les proportions de sucre dans les produits alimentaires, et particulièrement dans les boissons, réside dans la généralisation de la réfrigération. Le froid masque en effet le goût du sucré. Mettez une bouteille de coca dans un seau à glace pour en abaisser la température aux alentours de 0°C, il vous paraîtra presque amer, alors que la même boisson bue à température ambiante est franchement sirupeuse.

La « soif d'aujourd'hui », comme le rappelle la publicité d'une célèbre boisson américaine, est essentiellement une soif de sucre, avec tous les inconvénients que nous connaissons désormais.

Le miel

•

Pour en terminer avec le sucre, il faut dire deux mots du miel, car lorsque l'on prétend qu'il y a quelques siècles, le sucre n'existait pas, les éternels contradicteurs se plaisent à opposer qu'à défaut de sucre, nos ancêtres mangeaient du miel.

C'est à la fois vrai et faux. C'est vrai parce que le miel existe depuis la nuit des temps et que l'on en trouve la trace dans toutes les civilisations. Mais c'est faux en ce sens que sa consommation a toujours été très limitée et dans la plupart des cas réservée à quelques privilégiés.

Le miel était un produit rare et cher. Il était rare parce que les peuples s'étaient contentés le plus souvent de son existence naturelle en le recueillant sous sa forme sauvage. A chaque fois qu'il fut domestiqué, le travail important qu'il nécessitait et son faible rendement en faisaient un produit onéreux, d'où l'origine du proverbe : « le miel est une chose, le prix du miel en est une autre ».

C'est pourquoi il fut au cours des siècles soit utilisé comme monnaie d'échange, soit l'objet d'une forte taxation, soit encore réservé aux pratiques religieuses.

En-dehors de son utilisation médicamenteuse (il a en effet certaines vertus médicinales), le miel était surtout utilisé dans la préparation des pains d'épices, car toujours très coûteux, réservé encore aux nantis.

Il est cependant difficile de dire précisément ce qu'était la consommation de miel au XVe siècle avant l'arrivée du sucre. La plupart des observateurs qui se sont penchés sur la question estiment qu'elle devait osciller entre 500 g et 2 kg par an et par habitant.

Rien de comparable donc avec la consommation actuelle de sucre.

Les édulcorants de synthèse

•

Si vous parvenez à supprimer le sucre en poudre et en morceaux, ce sera déjà un très grand pas de fait.

De deux choses l'une, soit vous vous en passez, soit vous le remplacez par un édulcorant de synthèse.

Il y a quatre principaux types d'édulcorants de synthèse. Tous, sauf les polyols, ont la propriété de ne présenter aucun pouvoir énergétique. Ils ne possèdent donc aucune valeur nutritive.

La saccharine

C'est le plus ancien des substituts du sucre puisqu'il a été découvert en 1879. Il n'est pas du tout assimilé par l'organisme humain et a un pouvoir sucrant qui est de 350 fois supérieur à celui du saccharose du sucre.

Il présente l'avantage d'être très stable en milieu acide et de pouvoir supporter une température moyenne. Ce fut l'édulcorant de synthèse le plus commercialisé jusqu'à l'apparition de l'aspartam.

Les cyclamates

Ils sont beaucoup moins connus que le précédent, bien que leur découverte remonte à 1937. Synthétisés à partir du benzène, ils ont un pouvoir sucrant inférieur à la saccharine et sont parfois accusés d'avoir un arrière-goût.

Ils présentent cependant l'avantage d'être complètement thermostables, c'est-à-dire qu'ils résistent à de très hautes températures. Le plus utilisé est le cyclamate de sodium, mais il existe aussi le cyclamate de calcium et l'acide cyclamique.

L'aspartam

Découvert en 1965 à Chicago par James Schlatter, un chercheur des Laboratoires Searle, l'aspartam est l'association de deux acides aminés naturels : l'acide aspartique et la phénylalanine.

Il possède un pouvoir sucrant 180 à 200 fois supérieur à celui du saccharose. Il ne présente pas d'arrière-goût amer et, au cours des essais gustatifs, sa saveur a été considérée comme très satisfaisante.

Plus de soixante pays l'utilisent désormais dans la fabrication de produits alimentaires et de boissons. La nouvelle législation française permet désormais de l'utiliser comme additif alimentaire.

Les édulcorants de synthèse ont fait l'objet d'une énorme polémique pendant de nombreuses années. C'est surtout la saccharine qui a été longtemps suspectée d'être cancérigène. Or, elle ne semble en fait présenter aucune toxicité aux faibles doses journalières consommées. (Il y aurait seulement un danger à partir de 2,5 mg par kilo de poids, ce qui correspondrait à 60 ou 80 kilos de sucre pour un adulte). Certains pays ont cependant interdit son emploi, ce qui est le cas du Canada.

Les cyclamates ont été, eux aussi, longtemps suspectés et ont même été interdits en 1969 aux États-Unis. Quant à l'aspartam, il a fait dès son apparition l'objet de la même polémique, mais toutes les études le concernant ont prouvé qu'il était dénué de toute toxicité, même à des doses élevées, ce que la FDA (Food and Drug Administration) a reconnu officiellement aux États-Unis.

Il se présente sous deux formes :
– en comprimés qui se dissolvent rapidement dans les boissons chaudes et froides,

– en poudre, particulièrement recommandée pour les desserts et les préparations culinaires.

En comprimés, il a le pouvoir édulcorant d'un morceau de sucre de 5 g et comporte 0,07 g de glucides assimilables. En poudre, une cuillerée à café a le pouvoir édulcorant d'une cuillerée de sucre en poudre et contient 0,5 g de glucides assimilables.

En 1980, la dose journalière maximale admissible préconisée par l'OMS (l'Organisation mondiale de la santé) était de 2 comprimés par kg par jour. Cela voudrait dire qu'une personne pesant 60 kg pourrait consommer jusqu'à 120 sucrettes par jour sans que l'on puisse constater, à long terme, une quelconque toxicité du produit. Cette dose a été confirmée en 1984 et en 1987 par le Comité scientifique de l'alimentation humaine de la CEE.

Mais attention quand même aux édulcorants ! Car s'il est à peu près certain qu'ils n'ont pas de toxicité, ils pourraient à la longue perturber le métabolisme. En effet, l'organisme, lorsqu'il perçoit un goût sucré, se prépare à digérer des glucides et contrairement à son attente, ne voit rien venir.

Ainsi, lorsqu'une prise d'édulcorant est faite au cours de la journée, toute consommation de vrais glucides à un autre moment de ces vingt-quatre heures peut entraîner chez certaines personnes une hyperglycémie anormale, suivie d'une hypoglycémie réactionnelle. On peut interpréter ces constatations en supposant que, « frustré » par l'ingestion d'édulcorants, l'organisme se rattrape ensuite en présence de « vrais » glucides et facilite au maximum leur absorption intestinale. Cette amélioration du coefficient d'utilisation digestive des glucides entraîne une hyperglycémie (plus importante que celle habituellement rencontrée avec le glucide considéré) qui, par l'hyperinsulinisme déclenché aboutit secondairement à une hypoglycémie. Mais, l'hyperinsulinisme étant un facteur de stockage graisseux, et l'hypoglycémie provoquant un retour précoce de la sensation de faim, on peut légitimement se demander si la prise d'édulcorant ne favorise pas indirectement la prise de poids.

En fait, il faut se poser le problème de la finalité du goût sucré : s'il est certain qu'il est inné, ou du moins acquis très tôt, au cours même de la grossesse, il est souvent entretenu et aggravé dès le plus jeune âge avec la complicité des parents, la sucrerie, la « douceur », étant synonyme de tendresse ou de récompense.

Il faut donc veiller dès l'enfance à ne pas privilégier à outrance cet amour du sucré et savoir retrouver les autres goûts fondamentaux que sont l'acide ou l'amer. Chez l'enfant ou l'adolescent « intoxiqué » au sucre, les boissons aux édulcorants peuvent être une forme de passage transitoire entre le soda sucré et l'eau. Car il faut bien se persuader que l'eau est la seule boisson qu'un enfant doit boire au déjeuner et au dîner. Au goûter, un jus de fruit frais ou du lait sont nettement préférables à un soda. En fait, à terme, il faut réfréner son goût pour le sucre. Or les édulcorants ont justement l'effet contraire puisqu'ils l'entretiennent.

Il faut donc se méfier des « leurres alimentaires ». D'autant que de la même manière, l'industrie agro-alimentaire nous proposera très bientôt des protéines ayant le goût de lipides, destinées à remplacer les graisses de l'alimentation ! Devant ces faux messages, notre corps risque fort de ne plus savoir à quel goût se vouer !

Ainsi, l'usage d'un édulcorant ne devrait être que transitoire, car il est souhaitable à terme de se déshabituer progressivement du goût du sucre.

Les polyols

Dans la gamme des « faux sucres » sont apparus également les polyols, ou édulcorants de masse, qui apportent le volume de complément lors de la préparation de certains produits (chocolat, chewing-gums et bonbons) car les édulcorants donnent un goût sucré avec seulement quelques milligrammes de produits.

Malheureusement, les polyols n'ont comme seul intérêt, par rapport au sucre, de ne pas donner de caries. Ils ont en effet quasiment la même valeur énergétique que le sucre, car ils libèrent dans le côlon des acides gras qui sont réabsorbés. Leur index glycémique est néanmoins plus faible, variant de 25 à 65. Il peuvent cependant, à dose importante, favoriser (en raison de la fermentation colique) des ballonnements et de la diarrhée.

C'est dire, contrairement à ce qu'on nous laisse entendre trop souvent, qu'il sont loin de constituer la solution idéale pour éviter de grossir.

La mention « sans sucre » cache souvent la présence de ces polyols et notamment sorbitol, mannitol, xylitol, maltitol, lactilol, lycasin, polydextrose, etc.

Le fructose

Par rapport aux précédents, il présente des avantages. D'abord, il ne s'agit pas d'un édulcorant de synthèse avec les inconvénients que nous venons de voir, puisqu'on peut le classer comme un « sucre naturel ». Ensuite, il a un index glycémique bas (20), ce qui va bien dans le sens de ce que l'on recherche. Enfin, il a une densité presque équivalente au sucre saccharose, ce qui permet de l'utiliser facilement en pâtisserie.

Cependant, les obèses et les diabétiques doivent en faire un usage modéré car on a montré qu'à dose importante, il pouvait avoir pour effet d'augmenter le taux de triglycérides chez des personnes particulièrement sensibles.

10

COMMENT ALIMENTER LES ENFANTS POUR QU'ILS NE DEVIENNENT PAS DES ADULTES OBÈSES

L'alimentation d'un petit enfant, notamment lorsqu'il est encore un nourrisson, reste pour la mère le principal sujet de préoccupation. Pendant les premiers mois de la vie de l'enfant, la manière avec laquelle il va accepter sa nourriture conditionnera son état de santé, voire ses chances de survie.

Si un problème survient pendant cette période (manque d'appétit, vomissements, diarrhées, allergies, etc.), le spécialiste consulté ne manquera pas, dans l'analyse de la situation, de mettre en cause l'alimentation du bébé et de l'ajuster en conséquence. Les médecins savent parfaitement que, chez un enfant en bas âge, les problèmes de santé ont toujours pour origine l'alimentation. En changeant cette dernière, en l'ajustant, ils ont beaucoup plus de chances de trouver une solution efficace qu'en prescrivant quelque médicament.

En revanche, lorsque l'enfant est plus âgé, et notamment dès qu'il se nourrit « normalement », c'est-à-dire plus ou moins comme un adulte, en mangeant de tout ou presque, il ne vient plus à l'idée ni des parents ni des médecins, lorsque cet enfant est malade, de remettre en cause son mode d'alimentation.

Cela est vraiment regrettable car la plupart des problèmes de santé pourraient ainsi être résolus. L'apparition de la maladie chez un enfant, comme chez n'importe quel individu, est d'abord le signe d'une faiblesse physique.

L'organisme humain est normalement doté d'un système de défense naturelle contre toutes les agressions microbiennes de son environnement. On dit d'un enfant en bas âge qui porte tout à sa bouche, qu'il est « immunisé contre les microbes ». Ce qui sous-entend bien qu'il dispose d'un système de défense pour le prémunir des agressions microbiennes.

Mais le bébé n'a pas le privilège de ces défenses immunitaires : l'enfant, lorsqu'il grandit (aussi bien que l'adulte), conserve cette propriété et son organisme la met en œuvre à chaque instant pour lui permettre de survivre au milieu microbien qui l'environne.Cependant, lorsque l'organisme s'affaiblit, ses défenses naturelles deviennent, par voie de conséquence, moins efficaces, donc plus vulnérables.

Beaucoup de maladies sont dues à un affaiblissement passager de l'organisme qui, dans la plupart des cas, a pour origine un problème alimentaire. C'est pourquoi l'alimentation des enfants doit rester en permanence la préoccupation des parents. Malheureusement, l'enfant de nos pays industrialisés, s'il est nourri en quantité, l'est de moins en moins en qualité.

Une qualité alimentaire déplorable

En évoquant la manière dont on nourrit les enfants de nos jours, je ne peux m'empêcher de penser à celle dont on nourrit les animaux domestiques. Il y a quelques années, on faisait la soupe du chien ou la pâtée du chat. Aujourd'hui, on ouvre une boîte. C'est tellement plus pratique ! Car on veut bien avoir des animaux, à condition de ne pas avoir à s'en occuper. Voilà une illustration supplémentaire d'une caractéristique fondamentale de notre époque : on veut tous les avantages sans en avoir les inconvénients. En d'autres termes, et selon l'expression désormais célèbre, « on veut le beurre et l'argent du beurre ». Toutes les femmes aspirent à avoir des enfants (quoi de plus naturel ?) mais à notre époque, on veut bien des enfants à condition de ne pas avoir trop à s'en occuper.

Pour répondre à cette tendance, il a donc fallu organiser une espèce d'élevage industriel de nos charmants bambins à travers les crèches ou le gardiennage des nourrices. Et, comme pour les animaux, il a fallu trouver des solutions pratiques, industrielles pour nourrir facilement ces marmots. Il suffit désormais d'ouvrir une boîte ou un « petit pot ».

Rassurez-vous, je ne suis pas archaïque au point de refuser toute conserve, car il y en a qui sont acceptables, mais ce contre quoi je m'insurge, c'est leur généralisation. Car par définition, la nourriture industrielle est pauvre sur le plan nutritionnel.

Voici donc les principes que je vous recommande en ce qui concerne l'alimentation de vos enfants, avec, comme objectif principal, de leur assurer une bonne santé, conséquence naturelle d'une saine alimentation.

Les aliments sous surveillance

•

Le pain

Comme l'adulte, l'enfant ne devrait pas manger de pain « blanc », c'est-à-dire de pain ordinaire fabriqué avec des farines raffinées. Je vous ai déjà précisé, par ailleurs, que les sels minéraux, et notamment le magnésium, disparaissent avec le raffinage.

La vitamine B1 est, elle aussi, détruite par ce procédé. Or, on sait que cette vitamine est indispensable pour la métabolisation des glucides. Une carence en vitamine B1 implique donc un risque de troubles digestifs et de fatigue supplémentaire.

Le pain complet ou intégral, contrairement à ce qu'ont pu dire certains, n'est pas « décalcifiant » même s'il n'est pas au levain. Il apporte même de nombreux sels minéraux et s'accompagne de toutes façons chez l'enfant d'une alimentation riche en laitages et donc en calcium.

Les féculents

Si l'enfant a une corpulence normale, ce qui semblerait vouloir dire qu'il a une bonne tolérance aux glucides, il n'y a pas de raison de le priver de certains féculents. Mais cela ne veut pas dire pour autant que les mauvais glucides, comme c'est trop souvent le cas, doivent devenir la base de sa nourriture.

• Le recours systématique aux glucides à index élevé, et principalement aux pommes de terre sous toutes ses formes (et principalement la pire d'entre elles, les frites) est, la plupart du temps, la conséquence d'un manque d'imagination. En réalité, on peut très bien varier les plats sans pour autant dépenser plus. Relisez les tableaux du chapitre 4 et vous verrez qu'il existe une quantité importante de légumes auxquels vous ne pensez jamais.

Il est absolument nécessaire d'apprendre aux enfants à manger autre chose que de mauvais glucides. Car s'ils les tolèrent apparemment à leur âge, cela risque de ne plus être le cas lorsqu'ils auront terminé leur croissance. Il faut donc très tôt leur faire apprécier autre chose, et notamment tous les autres légumes et légumineuses dont nous avons déjà parlé.

• En ce qui concerne les pâtes, il n'est pas nécessaire de donner aux enfants des pâtes intégrales. Choisissez plutôt les spaghettis et les tagliatelles en les cuisant juste ce qu'il faut, ce qui permet, comme nous l'avons vu dans les chapitres précédents, de maintenir l'index glycémique à un niveau relativement bas. Évitez les pâtes faites avec des farines de blé tendre (comme on en trouve dans le nord de l'Europe), de même que les raviolis ou les macaronis qui ne sont pas pastifiés.

• Quant au riz, il n'est pas nécessaire non plus de le servir complet. Il vaut mieux en revanche choisir des riz dont l'index glycémique est le plus bas, comme le riz Basmati. Prenez l'habitude aussi d'accompagner toujours le riz de légumes (tomates, courgettes, aubergines, petits pois, choux...), comme on le fait en Asie. En Inde, on le sert même avec des lentilles, ce qui est parfait.

Les fruits

L'organisme des enfants a des ressources que celui de l'adulte a perdues depuis longtemps. Il supporte ainsi, sans trop de problèmes apparents, les mélanges alimentaires comportant des fruits.

On pourra donc maintenir éventuellement chez l'enfant la consommation d'un fruit après le repas. En revanche, dès que l'on constatera une certaine fragilité sur le plan digestif (ballonnements, mal au ventre, gaz), il sera préférable de supprimer les fruits au cours du repas. Comme pour l'adulte, le fruit sera alors consommé à jeun, et principalement le matin au réveil, le soir au coucher, ou bien au moment du goûter.

Les boissons

• L'eau est, et demeure, la seule boisson qui convienne à l'enfant.

• Tout ce qui ressemble de près ou de loin aux sodas, jus de fruits aux extraits, limonades ou colas, devra impérativement être supprimé, car ils constituent de véritables poisons pour l'enfant.

Exceptionnellement, lors d'un anniversaire ou d'une fête de famille, vous pourrez laisser votre enfant en boire quelques verres, mais dites-vous bien que c'est presque aussi mauvais pour lui que s'il buvait de l'alcool. En ce qui concerne les boissons aux colas, on peut même dire que pour l'enfant, c'est de loin ce qu'il y a de pire, tant ces boissons sont mauvaises pour la santé, compte tenu du taux d'acide phosphorique qu'elles contiennent (en plus du sucre et de la caféine), ce qui constitue un handicap potentiel sérieux pour la construction du squelette.

• Les sirops dilués dans l'eau sont aussi à déconseiller car ils contiennent une trop forte concentration de sucre. Ils habituent donc l'enfant au goût sucré en créant chez lui une véritable dépendance. Les enfants pourront prendre des jus de fruits frais pressés à la dernière minute (pour ne pas en perdre les vitamines).

• Quant au lait, il peut être consommé pendant les repas comme cela se fait dans certains pays anglo-saxons, mais il est préférable de choisir du demi-écrémé, compte tenu des mauvaises graisses qu'il contient. Toutefois, cette pratique ne devrait pas rester systématique au delà de la puberté.

Le sucre et les friandises

Je n'irai pas jusqu'à proscrire totalement le sucre aux enfants, et pourtant, c'est de loin ce qui serait le plus raisonnable. Je recommanderai cependant une grande rigueur dans sa consommation.

En-dehors du sucre qu'ils mettent dans leur petit déjeuner, de celui qui accompagne leur fromage blanc ou leur yoghourt, ou de celui que contiennent les desserts (entremets, pâtisseries, glaces), ce qui est déjà beaucoup, ne laissez pas les enfants manger de sucre quelle qu'en soit la forme.

Il faut donc éviter, sans pour autant interdire, toutes friandises, bonbons, pâtes de fruits ou autres « barres caramélisées recouvertes de chocolat » (qui contiennent près de 80 % de sucre). Relisez, si nécessaire, le chapitre sur ce sujet (chapitre 9) pour vous convaincre à jamais que si le sucre est un véritable poison, il l'est aussi, et d'abord, pour les enfants.

Il est important, d'autre part, d'habituer les jeunes à ne pas devenir dépendants du goût sucré. C'est nécessaire pour leur santé immédiate et indispensable pour leur santé future.

Je sais qu'il est difficile de forcer des enfants à se comporter en consommateurs marginaux alors qu'ils vivent dans un environnement qui les sollicite en permanence. Mais ce n'est pas pour autant une raison suffisante pour abdiquer, en déclarant qu'on n'y peut rien.

Ce que l'on peut, en tout cas, c'est au moins établir un contrôle rigoureux à la maison, et surtout amener les enfants, dès leur plus jeune âge, à ne pas s'habituer au goût du sucré pour éviter qu'à la longue ils en deviennent esclaves.

C'est pourquoi il est recommandé de ne pas donner (contrairement à l'avis de certains médecins) d'eau sucrée aux nourrissons. On peut très bien les habituer à boire de l'eau pure.

Dans le cas où vos enfants feraient l'objet de cadeaux sous forme de friandises (paquets de bonbons, de caramels, etc.), faites en sorte d'en subtiliser la plus grande partie, que vous ferez complètement disparaître ensuite.

D'autre part, même si la consommation de friandises est modeste, il faut impérativement en interdire l'ingestion avant les repas. Le sucre, dans ce cas, joue non seulement le rôle de coupe-faim mais contribue en plus, à perturber la glycémie en la faisant anormalement grimper en début de repas.

Enfin, il faut rappeler une fois encore que la consommation de sucre provoque un déficit en vitamine B1. Cette vitamine, comme nous l'avons déjà souligné, est indispensable à la métabolisation des glucides. Une carence en vitamine B1 oblige donc l'organisme à puiser dans ses réserves, créant ainsi un déficit, dont les conséquences sont la fatigue, la difficulté de concentration, d'attention, de mémoire, voire une certaine forme de dépression. Il est donc bien évident que le travail scolaire de l'enfant risque sérieusement d'en souffrir.

Doit-on aussi remplacer le sucre des enfants par des édulcorants ?

•

Si l'on conseille à l'adulte de remplacer parfois le sucre par un édulcorant de synthèse, pourquoi ne pas le faire aussi pour les enfants ? C'est en effet une bonne question.

Si l'enfant est vraiment trop gros pour son âge, cela peut, également, être un recours. Si, en revanche, il a une corpulence normale, il n'y a aucune raison de supprimer catégoriquement les quelques morceaux de sucre qu'il met dans son petit-déjeuner, ou la cuillerée de sucre en poudre que vous lui mettez dans son yoghourt. Vous pouvez aussi remplacer le sucre blanc par du fructose, que l'on trouve désormais dans le commerce, et dont l'index glycémique est beaucoup plus bas.

En revanche, ce que vous pouvez faire pour limiter la consommation journalière (et cette recommandation concerne l'ensemble de la famille), c'est préparer les desserts avec des édulcorants ou du fructose.

Ceci dit, voyons maintenant comment peuvent s'organiser les quatre repas de vos enfants.

Les repas

Les objectifs que l'on doit viser en composant les menus des enfants sont les suivants :

• Éviter de surcharger l'alimentation en mauvais glucides afin de ne pas stimuler anormalement la sécrétion d'insuline. Car le risque est d'en faire un futur hyperinsulinique, ce qui est la porte ouverte à la prise de poids, au diabète et aux affections cardio-vasculaires.

• En matière d'alimentation, tout le monde vous dira avec la plus grande conviction, car cela relève *a priori* du bon sens, qu'il faut composer des « repas équilibrés ». On entend généralement par là des repas dans lesquels figurent d'une manière conjointe des protéines, des glucides et des lipides.

Certes ! mais il s'agit de savoir ce que l'on met derrière chacune de ces rubriques. C'est vrai, il faut manger des protéines, des glucides, des lipides et des fibres pour être certain d'absorber toutes les substances dont l'organisme a besoin. Et c'est particulièrement le cas pour les enfants dont le corps est en pleine croissance.

En revanche, l'erreur qui est communément commise, y compris par le corps médical, est de croire que c'est au niveau du repas lui-même que cet équilibre alimentaire doit avoir lieu. Quand on parle de repas équilibré, on devrait mentionner que *cet équilibre doit se faire sur la journée, c'est-à-dire sur plusieurs repas, et non pas sur un seul*. Là est toute la différence.

Le petit-déjeuner

Les Anglo-Saxons ont raison quand ils prétendent que le petit-déjeuner doit être le plus gros repas de la journée. Et ceci est particulièrement vrai pour les enfants. Mais il reste à déterminer comment il doit être idéalement composé.

Ma recommandation est de faire du petit-déjeuner des enfants un repas où domineront les bons glucides. On pourra donc y trouver pêle-mêle :

- du pain, complet de préférence, sur lequel on pourra mettre un peu de beurre,
– des céréales (brutes si possible, évitez les corn flakes et toutes celles qui contiennent du riz soufflé, du maïs, du sucre, du miel ou du caramel). Tous les produits du commerce destinés particulièrement au petit-déjeuner des enfants dans cette rubrique sont malheureusement à déconseiller, voire à proscrire.
– des fruits frais,
– de la marmelade de fruits allégée en sucre ou mieux encore, sans sucre ajouté,
– des laitages (lait, yoghourt).

Je déconseille le miel pour les enfants dont le poids est déjà limite, car la concentration de sucre à index glycémique élevé (même naturelle pour le miel) est beaucoup trop importante. Pour les autres, ils pourront en faire un usage très modéré.

Le déjeuner

• Il mettra l'accent sur les *protéines* et comportera donc forcément de la viande ou du poisson.

• Mais avec la viande et le poisson, l'idéal serait d'éviter de donner systématiquement des glucides à index glycémique élevé comme on le fait habituellement. C'est pourquoi il vaut mieux éviter les pommes de terre frites, les pommes de terre au four (IG = 95) et même la purée (IG = 90). Les pommes de terre cuites à l'eau dans leur peau sont toutefois tout à fait acceptables.

• Les autres légumes d'accompagnement seront eux aussi choisis parmi ceux dont l'index glycémique est bas (haricots, lentilles, pois, pois chiches, patate douce…) ou même moyen (riz basmati, semoule…). Compte tenu de leur faible contenu en glucides, les carottes cuites ne devront faire l'objet d'aucune restriction chez les enfants.

Prenez cependant l'habitude de donner aussi en accompagnement (en plus des autres), des légumes comportant des fibres (haricots verts, chou-fleur, champignons).

• Ne donnez pas toujours la même chose à manger à vos enfants, il faut les habituer à avoir une alimentation variée.

Malheureusement l'enfant, s'il est en âge scolaire, prendra peut-être son repas de midi à l'extérieur de la maison, et très probablement dans une cantine scolaire. Les parents perdront donc, dans ce cas, le contrôle de son alimentation. Mais si l'enfant n'est pas trop gros, la situation n'en sera pas dramatique pour autant. Il suffira d'ajuster ensuite au niveau du dîner.

Le goûter

Pour tout le monde en général, et pour les enfants en particulier, il vaut mieux augmenter le nombre de repas que de le diminuer. Comme le petit-déjeuner, le goûter sera essentiellement glucidique.

• Si l'on donne du pain, il vaudra mieux qu'il soit complet ou fait avec des farines non raffinées. Sur le pain, on pourra mettre un peu de beurre.

• Enfin, on pourra donner une barre de chocolat à l'enfant, à condition de choisir un chocolat de bonne qualité possédant un taux de cacao élevé (minimum 70 %). Éviter le chocolat au lait qui contient trop de sucre.

Le dîner

• Le dîner de l'enfant pourra être, comme pour le déjeuner, dominé par une viande, du poisson ou des œufs, ou encore par un « bon » glucide constituant à lui seul un plat (lentilles, riz basmati, pâtes).

• Mais quelle que soit l'option, le premier plat du dîner de l'enfant devrait être une épaisse soupe de légumes (poireaux, tomates, céleri, etc.).

Les enfants, d'une manière générale et par goût (car ils ont été mal habitués), ne mangent pas suffisamment de légumes verts. Ceux-ci contiennent pourtant, comme vous le savez, des fibres alimentaires indispensables au bon fonctionnement du transit intestinal et sont riches en vitamines, sels minéraux et oligo-éléments. Le meilleur moyen de leur en faire consommer est donc de leur donner une bonne soupe de légumes.

• Il est aussi une troisième catégorie de plats qui convient parfaitement aux enfants, et dont ils raffolent, ce sont les légumes farcis, tels que tomates, aubergines, courgettes artichauts ou choux. C'est en effet une manière très simple d'accommoder des légumes à fibres, qui permet d'élargir le choix par rapport aux sempiternels pâtes, riz et pommes de terre.

• Avec le dîner, donnez comme dessert aux enfants des laitages légers, faits avec du lait demi-écrémé, tels que flan, crème caramel, légèrement sucrés, ou encore préparés avec du fructose ou un édulcorant de synthèse. Mais ils peuvent aussi terminer le repas par un yoghourt nature dans lequel on mettra un peu de marmelade de fruits sans sucre. Et une fois de temps en temps, ils pourront évidemment manger un gâteau classique en fonction des circonstances.

• Il y a, en tout cas, un type de nourriture que je vous recommande d'exclure à la maison, c'est à la fois le hamburger et le hot-dog. Vous n'empêcherez pas votre enfant d'aimer le hamburger comme il aime les sodas aux extraits de fruits ou les boissons aux colas. Ce n'est cependant pas une raison suffisante pour lui en faire à la maison. Ce type de nourriture est tout à fait contre-indiqué pour sa santé car il comporte une quantité trop importante de mauvais glucides et de graisses saturées nocives.

Réservez donc ce type de nourriture pour les occasions où il constituera un moyen pratique d'alimentation, ce qui est le cas lorsque vous êtes à l'extérieur de votre domicile. Le hot-dog et le hamburger ont, à l'origine, été inventés en Amérique pour permettre de s'alimenter rapidement, soit sur le lieu de travail lorsque l'on fait la journée continue, soit lors des déplacements, toujours longs, dans un pays immense comme les États-Unis.

Manger un hot-dog, ou un hamburger, chez soi est aussi ridicule que de dormir avec un sac de couchage sur un lit à baldaquin, d'autant plus qu'il met en cause la santé. Évitez donc de tomber par facilité dans ce déplorable extrême, ce qui est malheureusement déjà le cas chez la plupart des gens dans de très nombreux pays, parmi les plus civilisés, où certains enfants ne savent même pas ce qu'est un repas normal.

Emmenez donc très exceptionnellement vos enfants dans les tristement célèbres *fast-food* si cela les amuse, ou pour gagner du temps si vous êtes en déplacement, mais cela ne doit pas devenir une habitude. Mais pour récompenser un enfant, ne serait-il pas plus judicieux de l'emmener dans un restaurant gastronomique pour lui donner le goût de la grande cuisine, française notamment ?

En revanche, il est tout à fait possible de faire à la maison des choses qui rappelleront à vos enfants certains plats des *fast-food.* Vous pouvez, par exemple, confectionner une pizza en faisant vous-même la pâte à partir de farine intégrale, farine de sarrasin par exemple. De la même façon, vous pouvez leur faire des crêpes, à condition d'utiliser de la farine de blé noir (sarrasin). Si vous devez, pour des raisons pratiques, leur faire des sandwichs, évitez les tranches de pain de mie et le beurre de cacahuète sucré. Choisissez plutôt du pain complet dans lequel vous mettrez du jambon (le moins gras possible), du fromage, du poisson (saumon fumé) et quelques feuilles de verdure (salade, tomate...).

Cas particuliers

•

L'enfant trop gros

Certains enfants accusent très tôt quelques kilos excédentaires sans pour autant que leurs parents s'en préoccupent assez sérieusement pour consulter un médecin.

S'ils décident cependant de le faire, le médecin, dans la plupart des cas, rétorquera qu'avec quelques kilos en trop, l'enfant n'est pas pour autant complètement obèse. Il précisera, d'autre part, avec raison, que tout régime basses calories n'est pas envisageable chez un enfant en pleine croissance. Neuf fois sur dix, il rassurera donc les parents en disant que, quand l'enfant sera plus grand, particulièrement au moment de l'adolescence, il devrait retrouver un poids normal pour son âge.

Sachez pourtant que l'excès de poids chez un enfant est, dans tous les cas, le signe évident d'un trouble du métabolisme.

Prenez donc au sérieux l'embonpoint d'un enfant car si le problème est examiné à temps, il sera très facile de rétablir l'équilibre.

Chez un enfant, comme chez un adulte, les graisses de réserve excessives indiquent une mauvaise tolérance au glucose. Les principes alimentaires énoncés dans le chapitre de la méthode (chapitre 4) devront être appliqués. Il s'agira essentiellement de supprimer dans son alimentation tous les glucides supérieurs à 50. S'il consomme exceptionnellement un mauvais glucide, il conviendra de compenser automatiquement l'élévation potentielle de la glycémie en ajoutant un glucide à index glycémique très bas.

Lorsque l'enfant aura retrouvé un poids normal, il sera possible, comme pour l'adulte, de réintégrer progressivement quelques mauvais glucides à index glycémique élevé, qui constitueront, de la même façon, des écarts qu'il faudra gérer.

Il est exact qu'avec la puberté, certains garçons trop gros perdent progressivement leur embonpoint, sans pour autant changer de régime alimentaire. L'adolescent (mâle) connaît à cette période de la vie une transformation physique qui occasionne une très grande consommation d'énergie. Et puis, c'est généralement une période d'intense activité physique.

Le sport doit être encouragé, d'autant qu'il peut prévenir la survenue d'une obésité ou contribuer à la faire régresser. On a montré que chez les enfants, l'excès de poids est proportionnel aux nombres d'heures passées dans la journée devant la télévision (qui favorise sédentarité, grignotage et sensibilité aux publicités pour des produits peu diététiques).

Attention aussi, car l'adolescent qui enfant, était trop gros, est invariablement un candidat à l'embonpoint lorsqu'il aura atteint l'âge adulte.

Pour la fille, la situation est généralement opposée. Les risques de prendre des kilos apparaissent plutôt pendant la puberté, lorsque le corps devient celui d'une femme. L'organisme de la femme est en effet d'une très grande sensibilité, et toute variation du système hormonal (pendant la puberté, la grossesse ou la ménopause) est un facteur de risque au niveau de l'équilibre du métabolisme.

Les jeunes filles et les femmes en sont parfaitement conscientes mais, dans le souci de maintenir leur « ligne », elles adoptent malheureusement des régimes alimentaires qui les font mourir de faim et les conduisent invariablement à la dépression ou à l'alternance d'anorexie et de boulimie.

Les jeunes filles que la puberté a tendance à faire grossir pourront donc, sans contre-indication aucune, adopter les principes alimentaires de ce livre. Non seulement elles pourront conserver leur « ligne », mais, en plus, elles se découvriront une vitalité nouvelle qui pourra servir leur volonté de « conquête » du monde.

L'enfant fatigué

N'êtes vous pas frappé de constater aujourd'hui combien les enfants et les adolescents sont de plus en plus nombreux à être fatigués, lymphatiques, traînant péniblement leur corps d'un lit à un fauteuil.

Rappelez-vous qu'un excès de mauvais glucides au petit-déjeuner va favoriser une hypoglycémie vers 11 heures, avec somnolence, manque de concentration, bâillements, apathie ou agressivité, signes que les enseignants notent fréquemment dans leurs classes en fin de matinée.

Ce phénomène risque de se répéter dans la journée si, au repas de midi, l'enfant abuse de pommes de terre frites, de pain blanc et de boissons sucrées. Le goûter, sans parler du grignotage, à base de sucres associés aux graisses (pain au chocolat, croissant) va encore perturber le phénomène.

Ensuite, l'enfant, rentré chez lui, va trop souvent s'installer devant la télévision qui (de nombreuses études l'ont montré) est une source de grignotage et incite ces jeunes esprits malléables à consommer des sucreries ou de la biscuiterie. Le stade serait certainement plus bénéfique pour eux que le « sport de salon ».

L'absence de diversification précoce de l'alimentation a souvent abouti à déclencher chez l'enfant un dégoût pour les fibres (fruits, légumes, légumineuses), alors que les aliments qui en contiennent sont riches en vitamines, sels minéraux et oligo-éléments. Toutes ces carences sont un facteur supplémentaire d'asthénie.

11

ALIMENTATION ET SPORT

Si le hasard vous conduit à vous promener avant les lueurs de l'aube dans les rues de New York, vous ne manquerez pas de remarquer des Américains suant sang et eau, dès cinq heures du matin, dans leur petite tenue de circonstance.

En dépit d'une pollution extrême, dont leurs poumons activés profitent allègrement, ces sportifs de la première heure se sacrifient à un rituel désormais inscrit dans le manuel du parfait citoyen américain. Mis à part quelques marathoniens d'opérette, le gros du bataillon de ces « dératés » matinaux est en effet constitué par des individus qui pensent que seul un gros effort physique quotidien est capable de leur assurer une forme et un tonus de rêve et surtout de leur éviter de devenir ces *bibendums* que sont déjà la majorité de leurs compatriotes.

Toute l'Amérique s'est d'ailleurs mise au diapason depuis des années et, malgré l'augmentation permanente du poids moyen du citoyen, la population reste convaincue dans ce pays que la meilleure façon de maigrir est de limiter les calories d'un côté et d'en dépenser beaucoup de l'autre.

Beaucoup plus raisonnables, les Parisiens, quant à eux, se contentent de quelques tours du lac du bois de Boulogne le samedi matin, et ce parcours est davantage une occasion d'oxygénation hebdomadaire, ne serait-ce que pour se redonner les forces qu'ils n'ont pas forcément perdues par ailleurs.

En 1989, un sondage effectué par un grand hebdomadaire français indiquait que 66 % de nos compatriotes pensent que la meilleure façon de maigrir est de faire du sport. C'est en effet une idée reçue qui est d'autant plus surprenante que tous ceux qui ont essayé y sont rarement parvenus. Car perdre du poids en se remuant sans changer ses habitudes alimentaires est totalement illusoire. On ne peut nier pour autant que le sport augmente les dépenses énergétiques, mais la dépense est en réalité beaucoup plus faible qu'on ne l'imagine.

SPORT EFFECTUÉ EN CONTINU	TEMPS POUR PERDRE 1 KG DE GRAISSE EN FAISANT DU SPORT	
	HOMMES	FEMMES
Marche normale	138 h	242 h
Marche rapide	63 h	96 h
Golf	36 h	47 h
Vélo	30 h	38 h
Natation de détente	17 h	21 h
Jogging	14 h	18 h
Tennis	13 h	16 h
Squash	8 h	11 h

(Source : Dr de Mondenard)

Les travaux du Dr de Mondenard montrent en effet que pour perdre un kilo de graisse dans le cadre d'une activité physique, il convient d'y consacrer de nombreuses heures. On a pu ainsi démontrer qu'une personne voulant perdre 5 kg en quatre mois, uniquement en faisant du sport, devrait faire 1 h 30 de jogging 5 jours par semaine.

C'est l'endurance qui paye !

Ce que doivent savoir tous les candidats à l'exercice physique, c'est que c'est le prolongement de l'effort au-delà d'un certain seuil qui permet d'obtenir des résultats au niveau de la perte de poids. C'est ainsi qu'une heure d'effort musculaire continue sera beaucoup plus efficace que trois fois 30 minutes dans la journée.

Au repos, l'organisme utilise les acides gras circulant dans le sang comme carburant, ainsi que l'ATP des muscles. Dès que l'effort physique intense démarre, il va « pomper » dans le glycogène musculaire, lequel s'épuiserait en 20 minutes environ si l'on ne comptait que sur lui. A partir de 25 minutes d'effort, la moitié de l'énergie dépensée va venir du glycogène et l'autre moitié de la transformation des graisses de réserve (lipolyse). Puis, après 40 minutes d'effort, c'est en majorité les graisses qui sont utilisées pour protéger le glycogène restant. C'est donc à partir de 40 minutes d'un effort continu en endurance et avec une intensité submaximale que l'on peut commencer à puiser dans les graisses de réserve.

Dans l'hypothèse où l'on ferait trois fois 20 minutes de sport de détente dans la journée, on comprend dès lors que la source de carburant étant le glycogène, ce dernier possède à chaque fois le temps de se reconstituer en puisant directement son énergie dans l'alimentation.

Pour obtenir des résultats probants, il faut donc pratiquer un sport d'endurance (vélo, jogging, natation...), au minimum trois fois par semaine, en maintenant un exercice soutenu pendant une durée minimale de 40 minutes. Une interruption de trois jours annulerait tous les efforts obtenus précédemment.

Il importe par ailleurs que le sportif adopte une alimentation conforme aux principes exposés dans ce livre de manière, notamment, à supprimer tout risque d'hypoglycémie. (L'alimentation du sportif de haut niveau est beaucoup plus complexe et fait appel à d'autres règles nutritionnelles propres à chaque spécialité, trop spécifiques pour être évoquées ici.)

Il est également nécessaire de démarrer progressivement, en évitant de prolonger tout d'un coup la durée de l'effort, sans entraînement. L'organisme a besoin de s'habituer, à travers des paliers successifs, à modifier ses fonctionnements physiologiques.

Le sport peut être bénéfique

•

Il peut en effet être bénéfique s'il est pratiqué intelligemment, avec pour principale finalité de permettre une bonne hygiène de vie et une meilleure oxygénation.

On pourrait presque dire, en fait, que le corps humain (comme chacune de ses fonctions) « ne s'use vraiment que si l'on ne s'en sert pas ». L'exercice physique est donc une forme de régénération permanente qui permet, entre autres, de lutter contre le vieillissement en améliorant le fonctionnement cardiaque et pulmonaire.

Même si le poids reste stable, le muscle, en travaillant, remplace progressivement la graisse, ce qui permet un affinement de la silhouette. L'activité musculaire peut par ailleurs être une aide efficace à la « restauration » de notre organisme, c'est-à-dire à cette « mise à niveau » que nous avons entreprise à travers les recommandations de cet ouvrage.

Il faut savoir en effet que la tolérance au glucose s'en trouve améliorée et que l'hyperinsulinisme (facteur d'hypoglycémie et d'obésité) en est diminué de manière appréciable. C'est surtout par ce biais que le sport est utile, en accélérant la correction de l'hyperinsulinisme. On peut ajouter que l'hypertension artérielle, comme l'hypercholestérolémie, en sont nettement améliorées quand elles existent [7].

7. Chez un homme de plus de quarante ans, il est impératif, avant d'entreprendre un sport, de faire un bilan cardio-vasculaire avec électrocardiogramme d'effort.

Sur le plan psychologique, la pratique raisonnable d'un sport peut donc être tout à fait salutaire, ne serait-ce que par la découverte de son corps et l'impression réelle d'une certaine jeunesse. Ressentie peut-être au départ comme un *pensum,* elle devient rapidement, au fur et à mesure de l'amélioration des performances, une véritable source de bien-être.

En améliorant d'une manière générale le métabolisme, l'activité physique pourra constituer, après l'amaigrissement, une garantie supplémentaire de stabilisation du poids et de maintien de la forme.

Ne pas se tromper d'objectif

•

Nos contemporains ont malheureusement parfois des attitudes un peu trop extrémistes en ce qui concerne le sport. Entre le pseudo-sportif fumeur et « alcoolo » qui passe l'essentiel de son temps au comptoir du bistro ou devant sa télévision, et le vieux beau qui se tue à vouloir rester jeune en singeant les professionnels, il y a une juste mesure que seule la sagesse vous fera trouver.

Les arrêts de travail du lundi matin ne sont pas seulement dus aux abus alcooliques et autres excès alimentaires du week-end, ils sont aussi imputables à l'imprudence de beaucoup qui, sans habitude ni entraînement, et en s'hydratant mal, ont mal jugé, dans l'euphorie, de leurs véritables capacités physiques.

Une saine gestion de son alimentation, ainsi qu'un maintien raisonnable et régulier d'activités physiques sont les conditions nécessaires pour accepter avec sérénité, jeunesse et optimisme, les années qui s'accumulent. Mais c'est aussi un état d'esprit.

Quand on voit certaines personnes qui s'obstinent à attendre cinq minutes l'ascenseur pour monter au premier étage, ou à prendre leur voiture pour aller acheter leurs cigarettes chez le buraliste d'à côté, on peut avoir à leur égard le même sentiment de pitié que celui que l'on a pour ceux qui ne se nourrissent que de hamburgers et de boissons au cola.

12

LE POIDS IDÉAL

Quand on se pèse sur une balance, qu'évalue-t-on ? Le poids global d'un corps composé d'os, de muscles, de masse grasse, d'organes, de viscères, de nerfs et d'eau. La masse grasse constitue 15 % du poids chez l'homme et 22 % chez la femme.

L'obésité se définit comme un excès de cette masse grasse, qui représente un pourcentage supérieur de 20 % à ces valeurs moyennes. Mais comment apprécier la quantité exacte de masse grasse d'un individu ? La mesure de l'épaisseur du pli cutané au compas est une approche parmi d'autres, mais elle reste bien imprécise...

Force est d'associer obésité et excès de poids, même si la balance ne donne pas le rapport entre la masse grasse et la masse active (muscles, organes, etc.).

Plutôt que de se référer à des tables de poids sévèrement établies par les compagnies d'assurances américaines il est plus simple, pour approcher la notion de poids idéal, d'utiliser la formule de Lorentz (où la taille est exprimée en cm et le poids en kg) :

Poids = (Taille – 100) – (Taille – 150)/4 chez l'homme

Poids = (Taille - 100) – (Taille - 140)/2 chez la femme

Mais ce calcul ne tient compte ni de l'âge ni de l'importance de l'ossature, et n'est pas valable pour les femmes de petite taille (1,50 m). Il vaut mieux parler du « poids de forme » que chacun connaît intuitivement.

Actuellement, sur le plan international, on utilise l'indice de Quetelet (B.M.I (*Body Mass Index*) = Index de masse corporelle), qui définit le rapport entre le poids et la taille au carré.

Index = Poids (en kg)/Taille x Taille (en m)

Sa valeur normale est de 20 à 25 chez l'homme et de 19 à 24 chez la femme. Jusqu'à 29, il y a une simple surcharge pondérale. A partir de 30, il y a obésité et si l'index est supérieur à 40, on est en présence d'une obésité grave et médicalement préoccupante.

Cette définition reste d'ordre médical et non esthétique, mais cet index a l'avantage d'être bien corrélé avec la valeur de la masse grasse.

Aujourd'hui, il existe des balances spéciales qui donnent aussi, lors de la pesée, le taux de masse grasse du corps. C'est très utile de pouvoir suivre aussi la perte progressive de cette masse graisseuse. Car mincir, c'est perdre du poids, mais maigrir, c'est surtout faire fondre ses graisses de réserve.

On peut calculer simplement l'index en s'aidant de la table suivante :
L'index se situe sur une ligne reliant le poids et la taille.

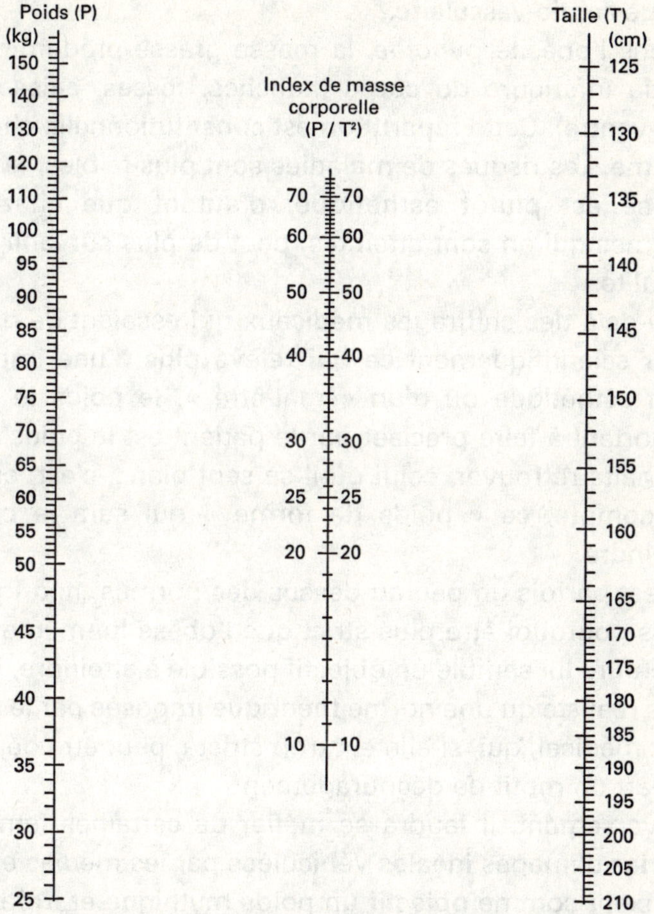

La répartition topographique des graisses permet d'apprécier le pronostic de l'obésité. On mesure le rapport : tour de taille à l'ombilic/tour de taille aux hanches. Il est normalement de 0,85 à 1 chez l'homme et 0,65 à 0,85 chez la femme.

Dans l'obésité *androïde,* la graisse s'accumule surtout dans la partie supérieure du corps (visage, cou et abdomen au-dessus du nombril). Le rapport est alors toujours supérieur à 1. Les complications y sont précoces et fréquentes : diabète, hypercholestérolémie, hypertension artérielle, risque cardio-vasculaire.

Dans l'obésité *gynoïde,* la masse grasse prédomine la partie inférieure du corps (hanches, fesses, cuisses et bas-ventre). Cette répartition est constitutionnelle chez la femme. Les risques de maladies sont plus faibles, le préjudice est plutôt esthétique, d'autant que chez les femmes qui en sont atteintes, peut de plus survenir une cellulite.

Au-delà des chiffrages médicaux qui essaient de quantifier scientifiquement ce qui relève plus d'une impression esthétique ou d'un « mal-être », le poids le plus important à faire préciser par le patient est le poids qu'il souhaite retrouver, celui où il se sent bien... c'est, en fin de compte, ce « poids de forme » qui sera le but à atteindre.

Il est parfois un peu au-dessus des normes théoriques, mais pourquoi être plus strict que l'obèse lui-même ? Si ce chiffre lui semble un objectif possible à atteindre, il est plus réaliste qu'une norme théorique imposée par le pouvoir médical, qui, si elle est trop stricte, peut être déjà au départ un motif de découragement

Inversement, il faudra se méfier de certaines femmes pétries d'images idéales véhiculées par les médias et qui se fixent comme objectif un poids mythique et irréel qui ne se justifie aucunement et que l'organisme, bardé de systèmes de régulation, n'acceptera jamais d'atteindre.

Le poids idéal, s'il existe, doit faire l'objet d'une analyse lucide de l'obèse avec lui-même et parfois d'une négociation critique avec son médecin.

CONCLUSION

Comme nous le savons, l'homme est sur terre depuis plus de trois millions d'années. L'*Homo erectus,* puis l'*Homo sapiens* vivaient essentiellement de chasse, de pêche et de cueillette. La ration alimentaire de l'homme primitif était donc composée d'une quantité importante de protéines de graisses, mais aussi de glucides, représentés par des baies au printemps et en été et des racines en automne et en hiver.

Les déchets humains retrouvés par les archéologues montrent des excréments très expansés du fait d'une concentration importante de fibres. Ceci indique donc que les aliments des hommes primitifs et préhistoriques avaient un index glycémique très bas.

A la période mésolithique, les hommes commencèrent à domestiquer certaines céréales sauvages. En quelques millénaires, ils se sédentarisèrent et se consacrèrent à l'agriculture. C'est ainsi qu'en Égypte, on cultivait le blé et les lentilles. Plus au nord, les Celtes et les Saxons cultivaient l'orge, le millet, l'épeautre, mais aussi le seigle, le mil ou encore le sarrasin. Toutes ces céréales et légumineuses étaient consommées en l'état, sans subir de raffinage. Toutes induisaient des glycémies basses.

Pendant les dix à douze millénaires qui nous ont précédés, le paysage alimentaire de l'homme s'est ainsi enrichi de nouvelles espèces, au gré de leur domestication mais aussi des flux migratoires des populations, du développement des grandes civilisations et de leur immense brassage.

Mais en fin de course, même si l'homme disposait d'une alimentation plus diversifiée, elle n'avait pas changé de nature depuis la nuit des temps puisque les apports glucidiques étaient toujours très peu glycémiants.

Or, depuis le début du XIXe siècle, et pour la première fois dans toute l'histoire de l'humanité, les hommes ont commencé à introduire à une grande échelle dans le mode alimentaire ancestral de leurs contemporains des aliments nouveaux ou transformés, aux effets métaboliques pervers.

Si subitement, le 1er janvier 1820, une expérience avait été menée dans un pays occidental, consistant à faire consommer pendant toute l'année à un échantillon représentatif de la population du sucre, des pommes de terre et des farines blanches dans les proportions (50 à 100 fois plus pour le sucre) et sous les formes hyperglycémiantes où nous les consommons aujourd'hui (farines hyperraffinées, frites et gratin dauphinois), les effets secondaires indésirables sur la santé de cet échantillon au bout de cette période auraient été tels que le rapport de cause à effet aurait été évident pour tout le monde. Et sans aucun doute, les pouvoirs publics de l'époque auraient pris les mesures nécessaires pour interdire la production et la consommation de ces produits en invoquant des raisons évidentes de salubrité publique.

Mais comme l'introduction de ces produits pervers ne s'est faite que très progressivement dans les différentes couches de la population, les effets métaboliques induits n'ont commencé à se déclarer que très longtemps après.

Comment pouvait-on, en effet, en 1930 – soit plus d'un siècle après –, quand on a commencé à se préoccuper de la très relative obésité aux États-Unis, soupçonner un lent et insidieux processus qui avait été initié au début du siècle précédent ?

Si la Thérèse Desqueyrou de François Mauriac avait donné un grand verre de cyanure à son mari dès qu'elle eut décidé de s'en débarrasser, il serait mort sur le coup, la thèse de l'empoisonnement aurait été immédiatement vérifiée et la coupable démasquée. Mais en lui donnant le poison pendant de longs mois à doses infinitésimales, la criminelle fit seulement de son mari un malade dont les symptômes pour les médecins de l'époque étaient difficilement révélateurs de la cause réelle. Le crime était donc parfait, puisqu'aucune relation de cause à effet ne pouvait être établie.

C'est un peu le même type de scénario, mais évidemment à une autre échelle, qui s'est déroulé à propos de l'obésité. Mais il est particulièrement dramatique de découvrir aujourd'hui que c'est précisément peu de temps après avoir identifié les symptômes d'une grave maladie (l'obésité) il y a un demi-siècle que les facteurs responsables de sa véritable cause (l'hyperinsulinisme) ont été paradoxalement renforcés et développés.

En juin 1944, les Américains débarquent sur les côtes de Normandie pour libérer la France de l'occupation allemande. Dans leurs bagages, ils ont des tonnes de vivres fabriquées et embarquées de long mois auparavant. Pour assurer à ces vivres une bonne conservation, certains procédés (traitements industriels, conditionnement) ont été inventés pour répondre aux impératifs des circonstances. Les farines ont été hyperraffinées pour leur assurer une meilleure durée de vie et les pommes de terre ont été déshydratée et réduites en flocons pour prendre moins de place, ce qui n'avait jamais été fait auparavant. Mais ce que l'on ne savait pas, c'est que toutes ces opérations initiées pour des raison pratiques évidentes avaient eu pour effet d'augmenter considérablement l'index glycémique de la matière de base. Et de même que la pomme de terre de Parmentier avait été au départ « un substitut provisoire » au blé manquant, ces nouveaux produits, au lieu d'être rangés au magasin des accessoires de guerre après la Libération, furent non seulement conservés, mais généralisés. Ils devinrent même les précurseurs d'une interminable génération de produits raffinés et industrialisés qui transformèrent complètement le paysage alimentaire de la deuxième moitié du XXe siècle. Et ce que personne ne savait et ne pouvait soupçonner, c'est que ces produits, comme leurs regrettables prédécesseurs hyperglycémiants, allaient aggraver une situation de perturbation métabolique qui était déjà proche de la cote d'alerte.

Avec le recul, nous réalisons donc que depuis près de deux siècles, l'espèce humaine a progressivement adopté à son insu un mode alimentaire incompatible avec l'héritage génétique de son métabolisme. Encore une fois, pendant plus de trois millions d'années, les pancréas des hommes primitifs, préhistoriques, puis du Moyen Age, de la Renaissance et même de la Révolution industrielle, ont été très faiblement sollicités. Il n'était d'ailleurs pas nécessaire pour ces organes d'être capables de supporter des stimulations excessives puisque l'alimentation hyperglycémiante n'existait pas.

Les pancréas dont les humains sont génétiquement pourvus aujourd'hui sont donc la résultante d'un fonctionnement vieux de plusieurs centaines de millénaires, qui est en quelque sorte notre héritage métabolique. De même qu'il est impossible pour un humain de regarder le soleil en face car ses yeux n'ont pas la capacité de le supporter, il est impossible de stimuler impunément la fonction insulinique de notre pancréas au-delà de ses limites physiologiques naturelles.

La prise de poids conduisant à la surcharge pondérale, voire à la constitution d'une obésité, n'est donc que la conséquence de la stimulation abusive d'un organe-clé du métabolisme du fait d'un mode alimentaire inapproprié pour lequel l'organisme humain n'a pas été génétiquement programmé.

Nous comprenons donc désormais que c'est bien l'effet induit d'une lente et insidieuse dérive de nos habitudes alimentaires occidentales depuis le début du XIXe siècle, et principalement ces dernières cinquante années, qui est à l'origine de l'obésité endémique de notre époque.

Tant que cette prise de conscience n'aura pas été faite et que les recommandations qui conviennent n'auront pas été formulées d'une manière officielle, l'hyperinsulinisme restera l'une des pathologies dominantes de notre époque, avec pour conséquence non seulement une généralisation de l'obésité, mais aussi du diabète et des maladies cardio-vasculaires.

La modeste prétention de cet ouvrage était donc de permettre à ses lecteurs de découvrir qu'il suffit d'apprendre à mieux manger en faisant les choix alimentaires appropriés, non seulement pour devenir mince et le rester, mais aussi et surtout pour retrouver un niveau de santé satisfaisant et s'y maintenir pour toujours.

annexe

CRITIQUES FAITES A LA MÉTHODE MONTIGNAC

Un certain nombre de critiques ont été formulées ici et là à l'encontre de la méthode Montignac. Elles émanent principalement de gens (nutritionnistes, diététiciens ou journalistes) qui soit ont une méconnaissance totale de la méthode, n'ayant jamais pris la peine de se pencher sérieusement sur le sujet (la plupart n'ont même jamais lu aucun livre), soit ont délibérément décidé d'en faire une présentation schématique et caricaturale de manière à discréditer son auteur, soit ne se réfèrent qu'à la première édition du livre (1987) en refusant d'apprécier l'évolution constante de la méthode Montignac, dont les six éditions successives ont fait la preuve.

Il convient donc de répondre ici aux principales allégations dont elle fait habituellement l'objet.

La méthode Montignac est-elle un régime dissocié ?

•

Certaines présentations tendancieuses présentent en effet la méthode Montignac comme un régime dissocié.

Comme l'explique le Pr. Apfelbaum dans son traité de *Diététique et nutrition*, une alimentation dissociée consiste à ne consommer qu'un seul type d'aliments par jour : le lundi du poulet (aux trois repas), le mardi des pâtes, le mercredi du fromage, le jeudi des légumes, le vendredi du poisson etc.

Pour ceux qui viennent de terminer la lecture de ce livre, il est plus qu'évident que la méthode Montignac n'a rien à voir avec le gadget alimentaire de la dissociation.

La méthode Montignac s'inspire-t-elle de la méthode Hay ?

•

La méthode Montignac a pour vocation de permettre à ceux qui ont un problème de poids de maigrir d'une manière substantielle et durable et de retrouver une meilleure forme physique et intellectuelle.

Les bases scientifiques sur lesquelles elle se fonde correspondent à des découvertes faites dans les années 1970/80 sur le métabolisme des glucides et des lipides. La physiopathologie de ses principes s'articule autour de notions très précises que sont l'hyperinsulinisme, l'hyperglycémie et la classification des glucides selon leur amplitude glycémique.

La méthode Hay, au contraire, s'appuie sur des croyances qui datent de la fin du siècle dernier. Elle s'articule autour de la nécessité d'éviter certains mélanges alimentaires (glucides et protéines par exemple), de manière à prévenir l'intoxication du sang.

L'objectif de la méthode Hay (dont le principe de base est complètement invalidé par les connaissances scientifiques modernes) est *a priori* de guérir ou tout au moins de prévenir certaines maladies articulaires et digestives notamment.

Vouloir faire de la méthode Montignac une réplique de la méthode Hay relève donc de la fantaisie même si Hay, qui n'était pas dépourvu de bon sens, conseillait aussi de manger les fruits à jeun lorsqu'on avait des problèmes digestifs.

La méthode Montignac s'inspire t-elle du régime Atkins ?

•

Le régime Atkins a fait fureur dans les années 60 et 70 après que son auteur eut considéré que tous les aliments étaient bons sauf les glucides.

Déjà, à l'époque il soupçonnait l'insuline d'être le « catalyseur » de la prise de poids. Mais comme il pensait que tous les glucides induisaient la même glycémie, le Dr Atkins conseillait dans son régime de les exclure définitivement de notre alimentation. Ce régime d'exclusion conduisait donc ceux qui le suivait à consommer des graisses en excès puisqu'il n'y avait aucune restriction les concernant.

De surcroît, on ne savait pas encore à cette époque faire la différence entre les bonnes graisses et les mauvaises graisses. Il y eu donc en effet des accidents cardio-vasculaires chez certaines personnes qui avaient suivi le régime Atkins, que l'on qualifia de « passeport pour l'infarctus ».

Vouloir qualifier, comme le font certains commentateurs égarés, la méthode Montignac de « régime Atkins atténué » relève du procès d'intention. De fait, dans la méthode Montignac, on conseille de consommer de nombreux glucides à condition que leur index glycémique soit bas (fruits, légumineuses, aliments complets, spaghettis). D'autre part, il est bien précisé la nature des graisses à consommer pour faire une prévention efficace (chapitre 8).

Existe-t-il un risque cardio-vasculaire dans la méthode Montignac ?

•

Le succès populaire de la méthode Montignac est parfois ressenti comme une menace pour certaines professions.

Elle peut en effet représenter une remise en cause de la crédibilité de certains professionnels de la nutrition, qui ont continué depuis des années (et continuent encore) à se référer à des notions inexactes, inefficaces et périmées, comme le rationnement calorique ou encore la classification erronée des glucides en sucres lents-sucres rapides.

Une enquête officielle publiée en Hollande par l'Institut GFK a révélé que du fait de l'influence des messages nutritionnels de la méthode Montignac, la consommation, dans ce pays, avait baissé de 25 % pour le sucre et de 14 % pour les pommes de terre en 1997.

Notons par ailleurs que l'étude précisait que la consommation des céréales brutes, des légumes verts et des fruits avait par ailleurs considérablement augmenté du fait de l'influence des messages nutritionnels de Montignac. « Grâce à Montignac, révélait une autre étude, les Hollandais boivent moins de bière et plus de vin rouge. »

Des informations statistiques comme celle-ci sont évidemment de nature à inquiéter certaines professions. C'est pourquoi il est tout à fait compréhensible, dès lors que le développement de la méthode Montignac est ressenti quelque part comme une menace pour les intérêts des membres d'une corporation, que certaines rumeurs négatives soient intentionnellement initiées et répandues sur la place publique. Ce fut le cas dans tous les pays où la notoriété de la méthode est devenue une véritable affaire nationale.

Mais, dans la majorité des cas, les critiques sur la Méthode émanent toujours de gens qui ont une intention délibérée de nuire à la notoriété de son auteur. On a pu d'ailleurs à différentes occasions prendre ces détracteurs en flagrant délit de mauvaise foi, ou tout au moins démontrer qu'ils avaient pour la plupart une méconnaissance totale de la méthode. Ainsi, dans une grande émission de la télévision belge, (La Balle au Centre) en 1996, la nutritionniste invitée pour représenter les « opposants à Montignac » s'est vue contrainte, tant elle avait du mal à justifier ses critiques comme l'exigeaient les autres participants, à avouer publiquement qu'elle n'avait jamais lu un livre de Montignac mais qu'elle ne faisait que rapporter dans ses critiques les propos de ses collègues qui elles, prétendaient bien connaître la méthode Montignac.

Comme ils ne peuvent nier l'efficacité de la dite méthode puisqu'il est évident que la perte de poids est substantielle et durable, ses détracteurs ont donc concentré leurs critiques sur ses supposés risques cardio-vasculaires. Ils prétendent aussi (comme le fait le Dr Jacques Fricker, chef de file des détracteurs français) que la méthode Montignac étant « trop grasse » (puisqu'elle supprime selon eux la consommation des glucides...), elle augmente en conséquence les risques cardio-vasculaires en général et le cholestérol en particulier.

Dire que la méthode Montignac est « trop grasse » est évidemment totalement faux. Deux études indépendantes ont montré le contraire : le Centre d'Etudes et d'Information des Vitamines (France) a montré en 1994 que les patients qui suivent la méthode Montignac consomment 31,2 % de lipides. L'étude des Prs Dumesnil et Tremblay au Canada a montré un apport de 32 % de lipides. Or, 30 % de lipides est le taux conseillé par les nutritionnistes « classiques » et les Français consomment spontanément plutôt 40 à 42 % de lipides. Encore qu'on l'a vu précédemment, c'est moins la teneur globale en lipides qui importe que la nature des acides gras choisis.

De jeunes médecins hollandais de l'hôpital de Eindhoven sont même allés, début 1998, jusqu'à entretenir la rumeur que des patients suivant la méthode Montignac auraient été victimes d'infarctus (légers). Cette grave information (jamais vérifiée, ni confirmée, bien évidemment) a donc été colportée çà et là par des journalistes peu scrupuleux et toujours en mal de sensationnel, jusqu'à laisser entendre qu'il y aurait peut-être même eu des morts. Quelques semaines plus tard, la rumeur ayant franchi les frontières, un grand journal catalan à Barcelone laissait clairement entendre que « plusieurs personnes étaient mortes d'infarctus en Hollande après qu'elles auraient (selon certaines rumeurs) suivi la méthode Montignac, le ministre de la Santé de ce pays en aurait (selon d'autres rumeurs) "interdit la pratique" ».

Bien que ce type d'informations soit à la fois de nature mensongère et calomnieuse, elles sont néanmoins suffisantes pour déstabiliser une partie de ceux qui nous faisaient déjà confiance et pour décourager les autres. Comme le disait Beaumarchais dans le Barbier de Séville : « Calomniez, calomniez, il en restera toujours quelque chose ! ». Même si l'on doit traiter ces ragots par le mépris, il n'est jamais inutile d'y répondre, ne serait-ce que pour souligner un peu plus l'odieuse mauvaise foi de leurs auteurs.

Régulièrement, des journalistes qui font honnêtement leur métier nous formulent ainsi leurs questions : « Le suivi de la méthode Montignac risque-t-il d'entraîner une aggravation des risques cardio-vasculaires, et en particulier une augmentation du taux de cholestérol ? »
Notre réponse est la suivante : notons d'abord que tous les livres de Michel Montignac sont préfacés par des professeurs de renom, et de surcroît par des spécialistes des maladies cardio-vasculaires : le Pr Maurice Cloarec, chef de service de cardiologie à l'Hôpital Tenon à Paris, qui a remarqué dans ses consultations une baisse très nette du cholestérol chez les managers qui suivaient les recommandations du premier livre *Comment maigrir en faisant des repas d'affaires ;* le Dr Morrison Bethea, chirurgien cardio-vasculaire, qui rapporte que ses patients ont obtenu une baisse de 30 à 40 % de leur cholestérol total ;

le Pr Jean Dumesnil, de l'Institut de cardiologie de l'hôpital Laval à Québec, qui a constaté dans une expérimentation en 1997 que le suivi de la méthode Montignac pouvait constituer un puissant facteur de prévention des risques cardio-vasculaires ; le Dr Hervé Robert, directeur de l'Institut Vitalité et Nutrition à Paris, qui rassemble les constatations des centaines de médecins qui pratiquent chaque jour la méthode Montignac dans leur cabinet. Ses confrères notent de façon constante, en même temps que la perte de poids, l'amélioration des taux de cholestérol total, de LDL-cholestérol, de HDL-cholestérol, de triglycérides, de glycémie, d'insuline, etc.

De plus, parmi les milliers de témoignages reçus des lecteurs ces dix dernières années, aucun d'entre eux n'a jamais mentionné une augmentation du cholestérol du fait du suivi de la méthode. Au contraire, la plupart d'entre eux soulignent une réduction substantielle de leur taux de cholestérol lorsque celui-ci était critique.

Par ailleurs, tous les nutritionnistes savent, car cela a depuis longtemps été démontré, que toute forme d'amaigrissement (quel qu'en soit le principe) entraîne systématiquement une diminution du cholestérol.

Il faut donc être de mauvaise foi (surtout de la part d'un médecin) pour prétendre que la méthode Montignac augmente le risque de cholestérol, alors que l'on reconnaît par ailleurs qu'elle entraîne une indéniable perte de poids. De plus, tous les commentateurs de la méthode Montignac (qu'ils soient pour ou contre) sont unanimes pour reconnaître que l'un des grands mérites de cette méthode est de réhabiliter une alimentation riche en fibres, notamment solubles. Or, toutes les études sur le cholestérol ont bien démontré que le cholestérol diminuait très sensiblement du fait de l'introduction de fibres dans l'alimentation. Là encore, il faut être de mauvaise foi pour prétendre que « Montignac fait augmenter le cholestérol », alors que l'on reconnaît par ailleurs comme une évidence que sa diète est très riche en fibres.

Dans mes livres, il n'a jamais été dit, comme certains le prétendent d'une manière mensongère (sans avoir jamais lu les livres en question), qu'il fallait manger plus de graisses. Tous en revanche contiennent un chapitre important sur la prévention des risques cardio-vasculaires où des choix alimentaires très précis sont recommandés, et notamment manger le moins possible de graisses saturées, et choisir de préférence les graisses mono-insaturées (huile d'olive, graisse d'oie et de canard) et les graisses polyinsaturées, notamment celle de la famille des oméga 3 (graisses de poisson).

Selon la Nurses' Health Study américaine, la prévention des maladies coronariennes est plus efficace si l'on remplace des graisses alimentaires par d'autres que si l'on réduit l'apport lipidique total. Ce n'est donc pas la quantité des graisses qui importe mais leur qualité.

Le Pr Stampfer le confirme d'ailleurs quand il montre que 45 % des calories absorbées par les Crétois sont d'origine lipidique, mais le fait que ces graisses proviennent presque exclusivement de l'huile d'olive explique que le taux de maladies cardio-vasculaires dans ce pays soit le plus bas du monde.

Il a été montré par ailleurs que deux des facteurs de risques majeurs des maladies cardio-vasculaires, et notamment de l'hypertension artérielle, étaient l'hyperinsulinisme et l'insulinorésistance. De nombreux chercheurs, dont Jenkins, ont bien montré qu'en réduisant l'insulinémie, on diminuait le risque cardio-vasculaire. J.C. Brand Miller a par ailleurs montré qu'un régime à faible index glycémique diminuait le cholestérol de 6 % et les triglycérides de 9 %. De même, ce chercheur a montré que la consommation de sucre entraînait une augmentation du mauvais cholestérol (LDL-cholestérol) et une diminution du bon (HDL-cholestérol).

Or chacun sait que le principe de base de la méthode Montignac consiste, outre à supprimer le sucre (entre autres mauvais glucides), à privilégier une consommation d'aliments à index glycémique bas (légumineuses, fruits, aliments complets, spaghettis...), avec pour conséquence de faire baisser l'insulinémie.

De plus, en ce qui concerne les lipides, les acides gras sont choisis avec précision pour assurer une prévention cardio-vasculaire optimale.

Là encore, on ne voit pas très bien comment la mise en œuvre des principes de la méthode Montignac aboutirait à des résultats inverses (augmentation du risque cardio-vasculaire), alors que toutes les études ont montré que l'application de tels principes avait précisément pour conséquence une diminution importante du risque.

En conséquence, vouloir imputer au seul suivi de la méthode Montignac une augmentation du risque cardio-vasculaire chez un patient quelconque relève du procès d'intention.

Compte tenu des centaines de milliers d'individus qui peuvent être amenés à suivre la méthode Montignac dans quelque pays que ce soit, on ne peut pas exclure le fait qu'une personne, qui est déjà depuis longtemps dans une situation de grande vulnérabilité sur le plan du risque cardio-vasculaire, fasse un accident cardiaque (infarctus) malgré le suivi de la méthode Montignac. Mais l'affirmation, sans preuve évidente, d'un lien de cause à effet entre les deux, comme cela a pu être fait par un praticien hollandais, relève d'une grande légèreté de diagnostic qui en dit long sur l'intention de son auteur de vouloir jeter le doute sur une notoriété qui dérange sa corporation.

ANNEXE II

CONSEILS PARTICULIERS POUR LES VÉGÉTARIENS

Si la discipline des végétariens, consistant à ne pas manger de viande, est motivée par l'amour et le respect des animaux, il s'agit là d'une position tout à fait respectable. Si, en revanche, l'argumentation s'appuie sur l'idée que la viande est source de toxines nuisibles à l'organisme, il s'agit d'un raisonnement fondé sur des notions de physiologie datant du siècle dernier, aujourd'hui bien dépassées.

Ces fameuses toxines ne correspondent pas à grand chose, car il s'agit tout simplement de l'acide urique et de l'urée, qui se forment lors de la consommation de toute protéine, qu'elle vienne ou non de la viande. Or, il faut savoir que ces substances sont parfaitement éliminées par le rein chez un sujet normal buvant suffisamment. L'organisme, qui est en réalité « programmé » pour éliminer ces déchets métaboliques, y arrive fort bien et sans dommages. L'encrassement éventuel que certains évoquent est donc sans fondement.

Les végétariens, qui ne consomment ni viande, ni charcuterie, ni volaille, ni poisson doivent cependant maintenir un apport suffisant en sous-produits animaux afin d'équilibrer correctement leur alimentation. Pour cela, ils devront privilégier la consommation de laitages et d'œufs.

Pour couvrir correctement ces besoins en protéines, il faut toutefois posséder de bonnes connaissances en nutrition et savoir, par exemple, que protéines animales et protéines végétales ne sont pas identiques, ou que certaines d'entre elles ne sont assimilables que partiellement.

Ainsi, les protéines végétales n'ont pas la même valeur nutritionnelle que les protéines animales et 10 g de protéines provenant de lentilles n'auront pas du tout la même valeur que 10 g de protéines issues d'un œuf.
Ces notions sont indispensables pour qui souhaite maintenir un apport protéique correct, à savoir 1 g de protéines par jour et par kilo de poids.
Les végétariens qui sont par ailleurs de grands amateurs de soja doivent savoir que les aliments à base de soja ne contiennent pas forcément la même quantité de protéines.

PROTÉINES CONTENUES DANS DIFFÉRENTS PRODUITS À BASE DE SOJA, pour 100 g

Farine de soja	45 g
Grains de soja	35 g
Tofu (pâté de soja)	13 g
Germes de soja	4 g
Pousses de soja	1,5 g

De même, ils devront savoir que le jus de soja, improprement appelé lait de soja, est assez pauvre en calcium (42 mg/100 g) par rapport au lait de vache (120 mg/100 g) ; que les protéines végétales sont plus pauvres en acides aminés essentiels (ceux que l'organisme ne sait pas fabriquer) ; que les céréales sont déficitaires en lysine et les légumineuses en méthionine. Sur ce dernier point, ils apprendront qu'il est important d'associer quotidiennement céréales brutes, légumineuses et oléagineux (noix, noisettes, amandes...).

D'ailleurs, de nombreux plats exotiques anciens associent systématiquement céréales et légumineuses : maïs et haricots rouges dans la tortilla mexicaine, semoule et pois chiches dans le couscous maghrébin, mil et arachides en Afrique noire.

L'œuf assure en revanche, et à lui seul, une grande richesse et un parfait équilibre en acides aminés.

Le végétarien devra particulièrement veiller à ses apports en fer, sachant que le fer d'origine végétale est cinq fois moins bien assimilé que le fer d'origine animale.

De même, et afin d'éviter des carences en vitamine B12, il devra favoriser la part du fromage, des œufs et des algues dans son alimentation.

Des menus végétariens bien conçus sont tout à fait acceptables et peuvent même être particulièrement bénéfiques pour la protection des risques cardio-vasculaires et la prévention de certains cancers (du côlon et du rectum notamment). Ils restent cependant déconseillés aux petits enfants (croissance), aux femmes enceintes et aux personnes âgées.

La méthode Montignac, parfaitement compatible avec une approche végétarienne, conseille la consommation de nombreux glucides (à index glycémique bas) :
– pain intégral
– véritable pain complet
– riz complet
– pâtes complètes ou intégrales
– lentilles
– haricots blancs et rouges

– pois et fèves
– céréales complètes et leurs dérivés
– fruits frais et oléagineux
– marmelade de fruits sans sucre
– soja et ses dérivés
– chocolat riche en cacao.

On peut ainsi centrer les sept petits-déjeuners de la semaine sur un pain riche en fibres ou sur des céréales brutes sans sucre associées à un laitage écrémé ou chocolaté au besoin.

La méthode conseille par ailleurs de faire au moins trois fois par semaine un dîner centré sur les bons glucides. Les végétariens pourront augmenter la fréquence de ce type de repas. Le plat principal pourra ainsi être sélectionné parmi les suggestions suivantes :
– riz complet au coulis de tomates
– pâtes intégrales ou complètes accompagnées d'une sauce au basilic, à la tomate ou aux champignons de Paris
– lentilles aux oignons
– panaché de haricots blancs et rouges
– pois
– pois chiches
– couscous à la semoule complète sans viande
– produits à base de soja
– produits à base de céréales (galettes de blé)
– algues.

On pourra au besoin agrémenter ce plat d'une soupe de légumes, de crudités, d'une salade... et l'on terminera par un laitage écrémé ou non (fromage blanc ou yaourt). Précisons enfin qu'un régime végétalien supprimant les laitages et les œufs pour ne garder exclusivement que les produits d'origine végétale, est source de carences, c'est-à-dire dangereux.

ANNEXE

POUR LES FEMMES QUI FONT DE LA RÉSISTANCE A L'AMAIGRISSEMENT

• *Demandez vous si votre poids actuel n'est pas en fait correct.* Certaines personnes veulent atteindre un poids anormalement bas par rapport à leur taille. Un poids que vous avez pu avoir il y a quelques années n'est plus forcément un poids de référence à l'heure actuelle. Fixez vous un but réaliste !

• *Vous faites peut-être des erreurs nutritionnelles :*

– la méthode Montignac préconise chaque semaine, parmi les déjeuners et les dîners, de faire au moins trois repas riches en glucides centrés sur les aliments complets (pâtes, riz, semoule) ou les légumineuses (lentilles, haricots blancs et rouges, pois chiches). Respectez-vous bien ce conseil ?

– une ration suffisante de protéines est nécessaire (60 à 90 g/jour selon votre poids). Certaines personnes ne suivent pas cette consigne et cela peut gêner l'amaigrissement.

– Prenez-vous bien un laitage à chacun des trois repas, qui constitue un apport intéressant de protéines (il peut être à 0 % de matière grasse) ?

• Peut-être raisonnez-vous encore trop dans une optique hypocalorique et ne mangez-vous presque rien ? Pour maigrir, il ne s'agit pas de manger moins, mais de manger mieux !

• Certes, vous faites les bons choix nutritionnels pendant les repas, mais peut-être continuez-vous à grignoter entre les repas ou à prendre des boissons contenant de l'alcool. Ceci compromet l'amaigrissement.

• L'alimentation n'est pas tout ! Une bonne diététique reste indispensable pour espérer maigrir, mais cela peut ne pas suffire ! D'autres facteurs peuvent être en cause :
– un déséquilibre hormonal chez la femme (excès d'œstrogènes) peut gêner l'amaigrissement (demandez l'avis de votre médecin).
– les effets du stress peuvent gêner votre perte de poids ; si vous êtes nerveuse, angoissée ou anxieuse, le corps sécrète des substances chimiques qui peuvent empêcher l'amaigrissement. Apprenez à gérer votre stress grâce à la relaxation (sophrologie) ou au yoga.
– une anomalie de fonctionnement de votre thyroïde (ancienne ou actuelle) peut gêner la perte de poids. Même si vous êtes traitée et bien équilibrée, on constate que maigrir est toujours un peu plus difficile...
– de nombreux médicaments peuvent freiner la perte de poids : tranquillisants, anxiolytiques, hypnotiques, certains antidépresseurs, lithium, cortisone, bêtabloquants, fortifiants sucrés et parfois certains traitements hormonaux de la ménopause mal adaptés (consultez votre médecin).

• Ne confondez pas une surcharge pondérale avec de la cellulite ou une rétention d'eau : la conduite à tenir n'est pas la même !

IV

ANNEXE

COMMENT AVOIR UN APPORT EN PROTÉINES SATISFAISANT ?

Chez un sujet sain, de corpulence normale, l'apport de protéines, nécessaire à la compensation des pertes dues au renouvellement des cellules et à la prévention des risques de fonte musculaire, doit être environ de 1 g par kilo de poids et par jour. (Le minimum en-deçà duquel le renouvellement n'est plus assuré est officiellement de 0,80 g). Cela veut dire que pour une personne de 70 kg, l'apport journalier de protéines doit être environ de 70 g.

Lorsque l'on met en œuvre une méthode d'amaigrissement, les apports protéiques doivent être augmentés (de 1,3 à 1,5 g par kilo de poids corporel et par jour) et ce, pour deux raisons :

– Tout amaigrissement entraîne une relative fonte musculaire. Pour limiter cette déperdition et éviter l'affaiblissement de l'organisme (ce qui est le cas dans les régimes hypocaloriques), il convient donc d'avoir des apports protéiques supérieurs aux simples besoins de renouvellement.

– Il a été montré qu'un apport protéique plus important pouvait constituer une aide supplémentaire à la perte de poids. D'abord parce que les protéines induisent une meilleure satiété, contribuant ainsi à limiter naturellement la prise alimentaire. Ensuite parce que la digestion des protéines entraîne une dépense énergétique (thermogénèse) plus importante. Mais pour bien éliminer les déchets dus au métabolisme des protéines, il est indispensable de boire une quantité importante de liquide sur la journée (1,5 à 2 litres par jour).

Une augmentation de la proportion des protéines ingérées est donc un facteur complémentaire de réussite de son programme d'amaigrissement. Cependant, les individus qui soufrent d'une insuffisance rénale devront s'abstenir d'augmenter leur ration protéique sans avis médical.

En cas de résistance à l'amaigrissement il conviendra de vérifier si la ration de protéines quotidienne est suffisante. Le tableau ci-dessous pourra vous y aider :

QUANTITÉ DE PROTÉINES DANS 100 G D'ALIMENTS

PROTÉINES ANIMALES		PROTÉINES VÉGÉTALES	
Cheval	20 g	Graines de soja	35 g
Bœuf	20 g	Germe de blé	25 g
Veau	20 g	Flocons d'avoine	13 g
Porc	17 g	Seigle germé	13 g
Mouton	15 g	Blé germé	12 g
Jambon blanc	18 g	Orge germé	10 g
Jambon cru	15 g	Grain de maïs	9 g
Boudin noir	24 g	Pain complet	9 g
Saucisson	25 g	Pâtes complètes	8 g
Poulet	20 g	Haricots blancs	8 g
1 œuf	6 g	Lentilles	8 g
Poissons	20 g	Pois chiches	8 g
Hollande	35 g	Haricots rouges	8 g
Gruyère	35 g	Pain blanc	7 g
Brie	20 g	Semoule de blé	5 g
Camembert	20 g	Pâtes blanches	3 g
Fromage blanc	9 g	Riz complet	7 g
Yoghourt	5 g	Riz blanc	6 g
Lait	3,5 g	Muesli	9 g
Petit suisse	9 g	Tofu	13 g
Moules	20 g	Farine de soja	45 g
Crevettes	25 g	« Lait » de soja	4 g
		Germes de soja	4 g

ANNEXE V

TÉMOIGNAGES SUR L'EFFICACITÉ DE LA MÉTHODE MONTIGNAC : ÉTUDES RÉALISÉES

Depuis que les premiers ouvrages sur la méthode Montignac ont été publiés en 1986/87, avant même que des études scientifiques ne soient menées par des médecins nutritionnistes ouverts et curieux de vérifier le bien-fondé de nos principes, des centaines de milliers de lecteurs ont grâce à elle réglé définitivement leur problème de poids.

L'immense courrier que nous avons reçu de la part de lecteurs français et étrangers, ainsi que le témoignage positif de centaines de médecins prescripteurs nous ont toujours encouragé à continuer nos recherches.

Si l'on examine l'ensemble de ces témoignages, on peut en tirer les conclusions suivantes : 85 % environ des gens qui appliquent les principes de la Méthode conformément à nos recommandations obtiennent des résultats substantiels et durables. Une minorité rencontre des résistances à l'amaigrissement pour des raisons tout à fait particulières, comme nous l'évoquons en annexe III.

Tous ceux qui pratiquent la méthode avec succès déclarent que son suivi est simple, facile, agréable même, au point de redécouvrir le plaisir de manger. Ils ont bien compris qu'elle n'était pas un régime, mais une nouvelle philosophie alimentaire. Certains se trouvent d'ailleurs si bien en phase I qu'ils n'éprouvent même pas le besoin de passer en phase II.

Tous les témoignages concordent en tout cas pour reconnaître qu'outre la perte de poids que l'on stabilise facilement, le changement des habitudes alimentaires selon les principes de la Méthode conduit :

– à une disparition d'un certain nombre de troubles gastro-intestinaux

– à une meilleure forme physique et intellectuelle (suppression de la fatigue en général et des coups de pompe en particulier)

– à un sommeil plus court et plus récupérateur

– à une meilleure résistance à la maladie du fait probablement d'une alimentation plus riche en micronutriments (vitamines, sels minéraux, oligo-éléments).

Étude française du Centre d'Etudes et d'Information des Vitamines (CEIV), menée en 1994

•

Elle n'avait pas pour but d'étudier l'efficacité de la méthode Montignac, mais d'apprécier sa composition nutritionnelle et, notamment, d'apprécier sa richesse en vitamines.

L'étude des carnets nutritionnels des patients qui suivaient la méthode et des menus proposés dans les livres a abouti à la composition nutritionnelle suivante :

Protéines		29,3 %
Glucides		39,5 %
Lipides		31,2 % dont 332 mg/j de cholestérol
Fibres		24,4 g/j
Phosphore		1 431 mg/j
Magnésium		447
Calcium		1 110
Fer		18,6
Sodium		1 643
Potassium		3 465
Vitamine	C	198 mg
	B1	2,6 mg
	B2	3,1 mg
Vitamine	B6	1,8
	PP	24
	E	10,1
Vitamine	D	1,4 µg
	A	2 080 µg ou 6 939 UI
	B9	509 µg
Bêta-carotène		6 400 µg

Au total, on constate que la méthode Montignac est, parmi les méthodes d'amaigrissement, celle qui assure le meilleur apport de micronutriments (vitamines, sels minéraux).

Par ailleurs, et contrairement aux allégations mensongères de ses détracteurs (le Dr Jacques Fricker notamment) elle ne conduit pas à une consommation excessive de graisses, puisqu'avec 31,2 % d'apports en lipides, elle est conforme aux recommandations nutritionnelles officielles.

Études des Drs Caupin et Robert

•

En 1994, ces deux médecins de l'Institut Vitalité et Nutrition ont entrepris une étude ouverte en ambulatoire sur 150 femmes âgées de 18 à 68 ans réparties en trois groupes en fonction de leur BMI (voir chapitre 12) : 32 femmes avaient un BMI inférieur à 24, 80 femmes avaient un BMI compris entre 24 et 29 et 38 femmes avaient un BMI supérieur à 29.

Toutes ces personnes connaissaient les principes de la méthode Montignac, soit pour les avoir étudiés dans les publications de leur auteur, soit pour en avoir été informées par leur médecin.

Résultats au bout de 4 mois :

BMI	PERTE DE POIDS MOYENNE	POURCENTAGE DE POIDS PERDU	BAISSE DU BMI	POURCENTAGE DE BAISSE DE BMI
< 24	- 5,47 kg	- 8,81 %	- 2,11	- 9,2 %
24 à 29	- 8,71 kg	- 11,86 %	- 3,24	- 11,85 %
30 à 40	- 13,37 kg	- 14,42 %	- 5,09	- 14,55 %

Résultats au bout d'un an :

BMI	PERTE DE POIDS MOYENNE	POURCENTAGE DE POIDS PERDU	BAISSE DU BMI	POURCENTAGE DE BAISSE DE BMI
< 24	- 4,38 kg	- 6,74 %	- 1,76	- 7,9 %
24 à 29	- 8,14 kg	- 10,41 %	- 3,00	- 10,9 %
30 à 40	- 18,46 kg	- 19,77 %	- 6, 96	- 20,22 %

– Pour le groupe dont le BMI était inférieur à 24, ce qui correspond à une corpulence normale (par exemple, une femme qui mesure 1,65 m et pèse 60 kg a un BMI de 22), certaines des femmes ont quand même voulu être plus minces malgré l'avis réservé du praticien.

Comme le montrent les tableaux ci-dessus : au bout de 4 mois, on note une perte de poids moyenne de 5,5 kg. Au bout d'un an, l'organisme, « trouvant » le nouveau poids sans doute inutilement bas, a repris environ 1 kg. La perte de poids se stabilise à environ - 4,5 kg.

– Pour le groupe dont le BMI était compris entre 24 et 29, ce qui correspond à une surcharge pondérale de quelques kilos (par exemple, une femme qui mesure 1,65 m et pèse 70 kg a un BMI de 27), les femmes qui en étaient affectées ont perdu en moyenne 8,7 kg en 4 mois, c'est-à-dire qu'elles sont revenues à leur poids idéal. Au bout d'un an, elles ont repris moins de 600 g. La méthode Montignac a donc permis une stabilisation pondérale correcte.
– Pour le groupe dont le BMI était de 30 à 40, ce qui correspond à une obésité franche, au bout de 4 mois, ces femmes obèses ont perdu en moyenne 13,4 kg. Au bout d'un an, la perte moyenne de poids est de 18,5 kg.

On constate donc que la perte pondérale se poursuit, même si elle se fait à un rythme plus lent au fur et à mesure que le corps se rapproche de son poids idéal.

Étude canadienne des Prs Dumesnil et Tremblay

•

Le Pr Dumesnil, cardiologue à l'Institut de cardiologie de l'hôpital Laval à Québec avait une surcharge pondérale dont il n'arrivait pas à se défaire. Une de ses collègues de l'hôpital lui recommanda la méthode Montignac. Après qu'il eut perdu 21 kilos, son collègue le Pr Tremblay, nutritionniste, fut si intrigué qu'ils décidèrent en 1997 d'entreprendre une étude afin de mieux comprendre les paramètres actifs de la méthode Montignac.

Les auteurs ont donc comparé les effets de plusieurs régimes chez des hommes d'environ 47 ans ayant un BMI de 28 et un poids moyen de 103 kg. Dans les trois régimes, les participants pouvaient manger à volonté. Le groupe II (méthode Montignac) n'avait cependant accès qu'à des glucides à index glycémique bas. La répartition des différents apports nutritionnels de chacun des groupes qui pouvaient faire ses choix *ad libitum* a été en moyenne la suivante tout au cours de l'étude :

	RÉGIME 1	RÉGIME 2 (MONTIGNAC)	RÉGIME 3
Protéines	15 %	31 %	16 %
Lipides	30 %	32 %	30 %
glucides	55 %	37 %	54 %

Le régime 2, qui appliquait les conseils de la méthode Montignac (glucides à index glycémiques bas et très bas), donne la meilleure diminution de la sensation de faim et ensuite la meilleure satiété par rapport aux deux autres. Ceci a essentiellement pour cause le choix des glucides à index glycémique bas imposé aux participants, mais peut aussi avoir été influencé par la consommation plus importante de protéines (1,55 g/kg de poids), encore que ce choix facultatif ait été fait spontanément.

Si l'on compare la modification relative du poids en pourcentage :

• Le régime 1 (qui correspond aux conseils nutritionnels de la diététique classique) fait prendre + 0,2 % par rapport au poids initial (donc le sujet grossit !).

• Le régime 3 (qui a le même apport calorique que le régime 2, mais avec un apport nutritionnel différent, classique dira-t-on) ne fait perdre que 1,7 % du poids.

• Le meilleur résultat est obtenu avec le régime 2 (correspondant à la méthode Montignac) avec une perte moyenne de 2,4 % du poids initial (soit environ – 3,2 kg en 6 jours chez un sujet de 102 kg).

Cette étude a fait l'objet (après sélection) d'une présentation officielle au 8e Congrès international sur l'obésité à Paris en août 1998 où elle a été particulièrement remarquée.

VI ANNEXE

RECETTES

L'objet de ce livre n'est pas de vous donner une liste impressionnante de recettes en rapport avec son contenu. Il existe pour cela plusieurs livres de recettes Montignac que vous trouverez chez votre libraire.

Mais si vous avez bien compris les principes alimentaires de base, que vous devriez désormais adopter pour réussir l'objectif que vous vous êtes fixé, vous allez avoir besoin de préparer de nouvelles recettes, ou tout au moins de modifier en conséquence celles que vous connaissez déjà.

Le respect des principes de la méthode Montignac se traduit sur le plan culinaire et celui des choix alimentaires de la manière suivante :

• Supprimer tous les aliments glucidiques (sucres, féculents...) qui ont un potentiel nutritionnel négatif (index glycémique élevé), et notamment :
– le sucre (saccharose)
– les farines blanches
– les pommes de terre
– les carottes (cuites seulement)
– le maïs moderne
– le riz blanc (exception faite du basmati)
– les nouilles, macaronis, raviolis
etc.

• Privilégier en revanche tous les glucides qui ont un potentiel nutritionnel positif et susceptible de favoriser la perte de poids, à savoir :
– lentilles
– haricots secs
– pois
– pois chiches
– légumes verts (salades, brocolis, chou, haricots verts, épinards, aubergines, poivrons, tomates, courgettes...)
– céréales brutes (farines non raffinées)
– fruits
• Supprimer les mauvaises graisses au profit des bonnes.

Eviter

– le beurre cuit (y compris le beurre clarifié)
– les huiles raffinées
– l'huile de palme
– le saindoux
– les margarines

Utiliser de préférence

– l'huile d'olive
– la graisse d'oie
– la graisse de canard
– l'huile de tournesol
– l'huile de noix ou de colza

• Consommer de préférence du poisson (gras) plutôt que la viande (sauf volailles).
• Supprimer toute cuisson à haute température et notamment les fritures.

Ces principes nutritionnels se traduisent de la manière suivante dans la pratique culinaire :

Entrées

• Éviter tous les plats réalisés à partir de la farine blanche et de beurre : feuilletés, quiches, crêpes, blinis, pâtes à tarte, toasts, croûtons...

Plats

• Éviter de paner avec de la chapelure. Remplacer si nécessaire par du parmesan.
• Éviter toutes sauces contenant du beurre et surtout de la farine de blé (les farines de lentilles et de pois chiche sont les bienvenues)
• Les accompagnements des poissons, viandes et volailles doivent être conformes avec les points 1 et 2.
• Les fromages sous toutes leurs formes sont les bienvenus (frais, fermentés) ainsi que les yoghourts.

Desserts

• Ils ne doivent comporter ni farine, ni beurre, ni sucre. Ils seront faits avec des mousses de fruits, des œufs, du fromage frais, de la farine d'amandes, de noisettes, du chocolat (amer avec + de 70 % de cacao) et du fructose (voir recettes).
• Le vin peut être utilisé dans les préparations.

GRATIN D'AUBERGINES

POUR 6 PERSONNES

- 4 ou 5 très belles aubergines
- 500 g de chair à saucisse
- 500 g de tomates
- 200 g de gruyère râpé
- huile d'olive
- estragon

- Couper les aubergines en petits dés. Faire revenir le tout à petit feu dans une ou deux poêles, en arrosant légèrement d'huile d'olive. Remuer en permanence pour obtenir une cuisson uniforme (cette cuisson des aubergines peut aussi être faite à la vapeur douce).
- Lorsque les aubergines auront changé de couleur, saler, poivrer et les disposer un grand plat allant au four. Laisser cuire pendant 40 minutes à 150 °C environ.
- En attendant, faire complètement réduire les tomates. Cuire d'autre part la chair à saucisse, en séparant tous les morceaux.
- Lorsque les aubergines sont presque cuites, introduire la chair à saucisse et la sauce tomate, en obtenant un mélange uniforme.
- Bien répartir le gruyère râpé sur toute la surface et le saupoudrer d'estragon. Remettre le tout au four pendant 15 minutes avec le gril moyen.

(Ce gratin d'aubergines peut constituer un plat unique.)

TARTARE D'AUBERGINES

POUR 4 PERSONNES

- 800 g d'aubergines
- 250 g de tomates
- quelques petits oignons blancs nouveaux
- 2 gousses d'ail hachées
- 4 pruneaux d'Agen
- huile d'olive
- le jus d'1 citron
- 3 cuillerées à soupe de basilic haché
- 1 cuillerée à soupe de cerfeuil haché
- sel, poivre et piment de Cayenne

- Laver les aubergines. Les couper en deux. Les faire cuire à la vapeur. Planter la pointe d'un couteau dans la chair pour s'assurer de la cuisson. Les laisser refroidir.
- Monder les tomates. Les épépiner et hacher la chair. Égoutter. Peler les oignons, les émincer et les faire revenir à l'huile d'olive. Dénoyauter les pruneaux et les hacher.
- Couper les demi-aubergines en lamelles. Dans une poêle, les faire revenir dans un peu d'huile d'olive. Ajouter l'ail haché. Assaisonner de sel et de poivre. Retirer le maximum de peau et couper en petits morceaux la chair des aubergines. Égoutter.
- Mélanger tous les ingrédients. Arroser d'huile d'olive. Assaisonner de sel, de poivre et de piment de Cayenne. Ajouter les herbes hachées et le citron.
- Verser la préparation dans des cercles individuels. Laisser reposer au réfrigérateur 1 à 2 h.
- Au moment de servir, décercler, verser un filet d'huile d'olive sur les tartares et décorer les assiettes de quelques feuilles de basilic et de cerfeuil.

TIAN DE COURGETTES ET DE TOMATES

POUR 8 PERSONNES

- 6 courgettes
- 6 tomates
- 6 œufs
- huile d'olive
- 30 cl de crème fraîche allégée
- 2 gousses d'ail hachées
- 3 cuillerées à soupe de basilic haché
- 2 cuillerées à soupe de persil haché
- 1 pincée de noix de muscade en poudre
- 1 pincée de piment de cayenne
- Sel, poivre

- Laver les courgettes. Les couper en rondelles.
- Monder les tomates. Les couper en rondelles.
- Dans un bol, mélanger la crème avec les œufs, les herbes, la noix de muscade, le piment de Cayenne, du sel et du poivre. Réserver.
- Préchauffer le four à 180 °C.
- Huiler un plat à gratin. Y disposer les rondelles de tomates et les rondelles de courgettes en les alternant et en les superposant. Verser un filet d'huile d'olive. Assaisonner de sel et de poivre. Passer au four 10 mn.
- Sortir le plat pour y ajouter le mélange œufs /crème fraîche. Enfourner de nouveau pour 20 mn. Servir ce plat chaud en accompagnement.

QUICHE AU THON

POUR 4 PERSONNES

- 8 œufs
- 200 g de thon au naturel émietté
- 40 cl de crème fleurette
- 3 cuillerées à soupe de parmesan râpé
- huile d'olive
- 1 cuillerée à soupe de persil haché
- 1 cuillerée à soupe de basilic haché
- 2 cuillerées à café de concentré de tomate dilué dans un peu d'eau
- 100 g de fromage râpé
- Sel, poivre et piment de Cayenne

- Dans un grand bol, battre les œufs. Y incorporer la crème puis le parmesan, le persil haché, et enfin le concentré de tomate dilué. Assaisonner de sel de poivre et de piment de Cayenne.
- Dans un chinois, bien égoutter le thon émietté.
- Préchauffer le four à 110 °C.
- Dans un plat à gratin préalablement huilé, verser la moitié de la préparation à base d'œufs et de crème. Répartir ensuite les miettes de thon, puis verser le reste de la préparation. Enfourner et laisser cuire de 40 à 45 mn.
- Sortir le plat du four, saupoudrer de fromage râpé, de basilic et de poivre moulu. Passer sous le grill du four jusqu'à coloration.

(Ce plat se déguste aussi bien chaud que froid, accompagné d'une salade verte à la vinaigrette.)

CAVIAR D'AUBERGINE ET SA VINAIGRETTE A LA TOMATE

POUR 4 PERSONNES

- 6 aubergines
- 1 tomate
- 5 cuillerées à soupe d'huile d'olive
- 1 bouquet garni
- 2 gousses d'ail
- 3 oignons blancs
- Persil et basilic haché
- Vinaigre de Xéres
- Sel, poivre, piment de Cayenne

- Laver et couper les aubergines en deux, puis les faire cuire à la vapeur 30 mn environ.
- Dans le même temps, plonger la tomate dans de l'eau bouillante pendant 30 secondes, la plonger rapidement dans de l'eau glacée, puis la peler, l'épépiner et la concasser.
- Faire fondre l'ail et l'oignon dans un peu d'huile d'olive, sans coloration, en laissant mijoter avec le bouquet garni.

- Lorsque les aubergines sont cuites, les laisser refroidir, puis racler l'intérieur de manière à récupérer le caviar (la chair). Égoutter ce caviar dans une passoire au minimum 1 heure en ayant pris soin de le saler et poivrer auparavant.
- Après avoir retiré le bouquet garni, ajouter l'ail et les oignons à la chair d'aubergines, ainsi que le persil et le basilic finement haché. Assaisonner selon votre goût (sel, poivre et piment de Cayenne). Écraser ce mélange grossièrement à l'aide d'une fourchette en incorporant un peu d'huile d'olive.
- Verser la préparation dans des cercles individuels, et réserver au frais 4 heures au minimum.
- Mélanger de l'huile d'olive, du vinaigre, du sel, du poivre et du basilic à la tomate concassée afin d'obtenir la vinaigrette à la tomate.
- Au moment de servir, démouler les cercles et napper de vinaigrette à la tomate.

Les deux recettes qui suivent sont plus sophistiquées mais aussi simples à faire. Elles sont un bon exemple de ce qu'on appelle la nouvelle cuisine, facile à faire chez soi. Elles peuvent constituer de remarquables entrées pour un repas un peu exceptionnel (réception, réunion de famille...).

FLAN DE THON AU COULIS DE POIREAUX

POUR 4 À 6 PERSONNES :

- 200 g de thon en boîte au naturel
- 200 g de crème fraîche allégée
- 4 œufs
- 2 cuillerées à soupe de persil haché

Pour le coulis :

- 4 blancs de poireaux
- 200 g de crème fraîche allégée
- huile d'olive, sel et poivre

• Graisser un moule à cake.
• Passer au mixeur le thon. Battre les œufs, les ajouter au thon ainsi que la crème fraîche. Saler, poivrer et ajouter le persil.
• Préchauffer le four à 180 °C (th. 6).Verser la préparation dans le moule à cake et mettre au four 35 minutes au bain-marie.
• Pour préparer le coulis de poireaux, laver les poireaux. Faire étuver les blancs dans de l'huile d'olive à feu très doux et les couvrir pendant 20 minutes après avoir salé et poivré. Les passer au mixer. Ajouter la crème fraîche puis, avant de servir, réchauffer tout doucement sur une plaque de cuisson.
• Servir le flan démoulé et chaud avec le coulis en accompagnement.

(Note : pour varier, on peut remplacer le thon par du saumon.)

PÂTÉ DE LOTTE

POUR 5 PERSONNES

- 1 kg de lotte (200 g par personne)
- 6 œufs
- 1 petite boîte de concentré de tomate
- 2 citrons

- Faire cuire la lotte dans un court-bouillon : ne la plonger dans le court-bouillon que lorsque celui-ci frémit. Ajouter le jus des 2 citrons et les deux zestes en cours de cuisson. Laisser cuire doucement 20 minutes environ.
- Égoutter et bien presser la lotte entre ses mains pour qu'elle rende toute son eau. Retirer l'arête centrale.
- Mettre ensuite dans un moule à cake ou dans un moule à soufflé préalablement bien beurré.
- Battre les œufs en omelette, ajouter le concentré de tomate, saler, poivrer et verser le tout sur la lotte.
- Faire cuire à four moyen (150 °C ou th. 5/6) pendant 30 minutes.
- Servir froid avec une mayonnaise après l'avoir démoulé.

Pour "expanser" la mayonnaise, lui ajouter un œuf battu en neige.
(Note : ce plat peut se préparer la veille et doit rester au minimum une demi-journée au réfrigérateur.)

SOUFFLÉ SANS FARINE

POUR 4 À 5 PERSONNES

- 300 g de fromage blanc à 0 % bien égoutté (faisselle)
- 150 g de gruyère râpé
- 4 jaunes d'œufs
- 4 blancs en neige
- sel, poivre

- Mélanger le fromage blanc, le gruyère râpé et les jaunes d'œufs. Saler et poivrer.

- Battre les blancs en neige jusqu'à ce qu'ils soient fermes. Mélanger les deux préparations et disposer le tout dans un moule à soufflé de 20 cm au moins de diamètre.
- Cuire à four chaud (220 °C ou th. 7) pendant 30 à 40 minutes.
- Manger sans attendre.

(Variante : on peut rajouter au mélange 100 g de jambon maigre ou 115 g de champignons de Paris, réduits en purée au mixer.)

MOUSSAKA

POUR 6 PERSONNES

- 2 kg d'aubergines moyennes
- 1 gros oignon émincé
- 1 kg de viande hachée (bœuf ou agneau)
- 1/2 verre de vin blanc
- 1 kg de tomates pelées et coupées
- Persil haché
- Huile d'olive
- Fromage râpé

- Couper les aubergines en fines rondelles, les saupoudrer de sel et laisser reposer 1 heure.
- Faire fondre l'oignon dans 2 cuillerées à soupe d'huile d'olive. Ajouter ensuite la viande hachée. Séparer la viande à la fourchette pendant qu'elle cuit.
- Incorporer les tomates, le vin, le persil. Saler et poivrer.
- Laisser mijoter pendant environ 45 mn.
- Rincer et essuyer les aubergines. Dans une poêle, les faire légèrement dorer des deux côtés à l'huile d'olive (on peut aussi les faire cuire à la vapeur douce).
- Graisser un plat à gratin. Disposer en couches alternativement les aubergines et le mélange de viande et de tomates. Saupoudrer de fromage râpé.
- Cuire à four moyen pendant 45 minutes.

MOUSSE DE THON EN GELÉE

POUR 6 À 8 PERSONNES

- 100 g de fromage blanc à 0 % de m. g.
- 1 boîte de thon au naturel de 400 g nets
- 1 sachet de gelée
- 25 cl de vin blanc
- 1 cuillerée d'huile d'olive vierge
- 1 cuillerée à soupe de persil haché
- 1 cuillerée à café rase de sel
- Poivre
- Moutarde

Pour la décoration :

- Rondelles d'œufs durs
- Rondelles de tomates
- Salade
- Persil

- Préparer la gelée conformément au mode d'emploi inscrit sur la boîte, en remplaçant l'eau par le vin blanc. Faire égoutter le thon et l'émietter.
- Bien mélanger thon, moutarde, huile d'olive, persil, sel, poivre, vinaigre.
- Quand la gelée est revenue à température ambiante (30 minutes environ), ajouter le thon et le fromage blanc et mélanger.
- Verser dans un moule à cake légèrement graissé d'huile d'olive. Laisser prendre 2 à 3 heures dans le réfrigérateur.
- Démouler et servir sur des feuilles de salade, en décorant avec tomates, œufs durs et persil. Servir avec une sauce au choix (verte ou mayonnaise).

PAIN DE CONCOMBRE AU FROMAGE BLANC

POUR 8 PERSONNES

- 2 concombres de 500 g chacun environ
- 750 g de fromage blanc à 0 % bien égoutté
- 10 feuilles de gélatine (ou l'équivalent d'agar-agar)
- le jus d'1/2 citron
- 50 cl d'eau
- 1 oignon râpé très finement ou passé au mixeur
- 1/4 de gousse d'ail râpé très fin
- Sel, poivre, coriandre

- Râper finement les deux concombres en gardant 1/4 de l'un d'eux pour la décoration. Saler et laisser dégorger dans une passoire 40 minutes. Égoutter et sécher avec du papier essuie-tout.
- Faire tremper la gélatine dans de l'eau froide pour la faire ramollir, puis la faire dissoudre à chaud dans les 50 cl d'eau.
- Mélanger fromage blanc, concombre, gélatine oignon, citron, ail et épices.
- Graisser légèrement d'huile d'olive les parois d'un grand moule à cake. Tapisser de très fines tranches de concombre coupées dans le quart réservé. Verser la totalité de la préparation. Recouvrir avec les tranches restantes. Laisser prendre au moins 2 heures 30 au frais.
- Démouler délicatement et terminer la décoration avec des rondelles de tomates, des feuilles de salade, etc.
- Servir accompagné ou non d'une sauce plus relevée selon les goûts.

PAIN DE CHOU-FLEUR

POUR 8 À 10 PERSONNES

- 1 beau chou-fleur
- 100 g de fromage blanc à 0 %
- 1/2 verre de poudre de lait avec un peu d'eau pour obtenir un mélange très onctueux, voire pâteux, mais homogène
- 6 œufs
- sel, poivre

- Faire cuire le chou-fleur (après l'avoir coupé en morceaux, lavé à l'eau vinaigrée et égoutté) en le plongeant dans l'eau en ébullition. Saler. Laisser cuire 5 minutes après la reprise de l'ébullition. Sortir le tout et le faire égoutter.
- Écraser le chou-fleur en purée (éventuellement le passer au mixeur). Mélanger avec le fromage blanc, le lait, les œufs, le sel et le poivre. Bien malaxer le tout et le verser dans un moule à cake préalablement beurré.
- Laisser cuire environ 1 heure au bain-marie (200 °C ou th. 6/7).
- Démouler 15 minutes après la sortie du four. Servir avec un coulis de tomate.

(Ce plat peut se manger tiède ou à température ambiante.)

PURÉE DE POIS CHICHES

POUR 4 PERSONNES

- 400 g de pois chiches
- Crème de soja
- 1 oignon
- 1 cuillerée à soupe de coriandre fraîche et hachée
- 3 cuillerées à soupe d'huile d'olive
- Sel, poivre

- Faire tremper les pois chiches pendant une nuit. Les plonger ensuite dans de l'eau salée avec l'oignon pelé et coupé en morceaux. Laisser cuire pendant 2 heures.

- Égoutter les pois chiches. Les passer au mixeur. Ajouter progressivement l'huile d'olive et la crème de soja.
- Parsemer de coriandre hachée. Assaisonner de sel et de poivre.
- Servir chaud.

(Ce plat accompagne très bien les plats épicés.)

SPAGHETTIS AUX AUBERGINES, SAUCE TOMATE AIGRE-DOUCE

POUR 4 PERSONNES

- 400 g de spaghettis
- 200 g de tomates
- 1 oignon
- 4 cuillerées à soupe d'huile d'olive
- 1 bouquet garni
- 2 cuillerées à soupe de basilic haché
- 3 cuillerées à soupe de vinaigre balsamique
- Sel, poivre et piment de Cayenne

- Plonger les tomates dans de l'eau bouillante. Les peler et les épépiner. Les couper en morceaux. Éplucher et émincer l'oignon. Laver et couper les aubergines en dés.
- Dans une poêle, faire fondre les oignons dans un peu d'huile d'olive. Ajouter les tomates. Faire cuire pendant 15 minutes avec le bouquet garni, le basilic haché, du sel, du poivre et du piment. Ajouter le vinaigre balsamique en fin de cuisson.
- Dans une autre poêle, faire sauter les dés d'aubergines dans de l'huile d'olive. Assaisonner. Laisser cuire 6 à 7 minutes, puls les Incorporer à la sauce tomate.
- Cuire les pâtes dans de l'eau bouillante salée pendant 6 minutes. Les égoutter.
- Mélanger les pâtes avec la sauce tomate et les aubergines. Retirer le bouquet garni. Rectifier l'assaisonnement. Servir.

CLAFOUTIS AUX TOMATES

POUR 4 PERSONNES

- 500 g de tomates-cerises
- 40 cl de crème liquide
- 4 œufs
- 2 cuillerées à soupe de basilic haché
- 2 cuillerées à soupe d'huile d'olive
- sel, poivre et piment de Cayenne

- Préchauffer le four à 150 °C.
- Laver les tomates-cerises. Les disposer dans un plat allant au four. Arroser d'huile d'olive. Enfourner 30 minutes.
- Dans un bol, battre les œufs. Y ajouter la crème et le basilic. Assaisonner de sel, de poivre et de piment de Cayenne.
- Verser cette préparation dans quatre ramequins plats d'environ 10 cm de diamètre. Y ajouter les tomates cerises cuites. Enfourner 15 minutes.
- Servir ce clafoutis chaud ou froid, en accompagnement comme en entrée.

BLANC-MANGER AUX CERISES

POUR 4 PERSONNES

- 375 g de cerises
- 250 g de fromage blanc battu
- 25 cl de crème liquide
- 2 cuillerées à soupe de marmelade de cerise sans sucre
- 3 feuilles de gélatine ou l'équivalent d'agar agar
- 10 cl de vin blanc
- 1 gousse de vanille
- le jus d'1 orange
- 15 cl de porto
- 5 cuillerées à soupe de fructose

- Ramollir la gélatine dans de l'eau froide. L'essorer. Dans une casserole, la faire fondre dans le vin en chauffant légèrement. Incorporer la gousse de vanille ouverte en deux.

- Fouetter la crème dans un bol.
- Mélanger 3 cuillerées à soupe de fructose avec le fromage blanc, la crème fouettée et le vin. Garnir des cercles (ou, à défaut, des ramequins) de cette préparation. Réserver au frais pour un minimum de 3 heures.
- Couper les cerises en deux. Les dénoyauter. Dans une casserole, faire chauffer les cerises avec la marmelade sans sucre et le porto. Porter à ébullition. Retirer puis égoutter les cerises. Ajouter ensuite le jus d'orange et le fructose à la sauce. Laisser réduire jusqu'à l'obtention d'un mélange de consistance sirupeuse. Verser ce sirop sur les cerises et laisser tiédir.
- Au moment de servir, décercler sur des assiettes et napper de cerises.

COMPOTÉE DE FIGUES AU VIN ROUGE

POUR 4 PERSONNES

- 20 figues fraîches
- 50 cl de vin rouge
- 4 cuillerées à soupe de fructose
- 2 rondelles d'orange
- 2 rondelles de citron
- 1 pincée de cannelle en poudre

- Dans une casserole, faire chauffer le vin. Y ajouter le fructose et le faire fondre. Incorporer les rondelles de citron et d'orange et la cannelle puis laisser cuire de 3 à 4 minutes.
- Laver les figues. Faire une incision en croix au niveau du pédoncule. Les plonger dans le vin et porter à ébullition. Laisser refroidir.
- Retirer les figues du mélange ainsi que les rondelles d'agrumes. Faire réduire le vin de moitié.
- Couper chaque rondelle d'agrume en deux et les disposer dans des assiettes creuses. Y ajouter les figues et napper du jus. Servir tiède.

MOUSSE DE CITRONS VERTS

POUR 4 PERSONNES

- 400 g de fromage blanc en faisselle
- 2 citrons verts
- 2 œufs
- 2 cuillerées à soupe de fructose
- 1 cuillerée à soupe de menthe hachée
- 1 pincée de sel

- Séparer les jaunes d'œufs des blancs.
- Dans un bol, mélanger les jaunes avec le fructose. Lorsque le mélange blanchit, ajouter le jus des citrons. Bien mélanger.
- Monter les blancs avec une pincée de sel. Lorsqu'ils sont bien ferme, les incorporer délicatement au mélange précédent, ajouter la menthe et le fromage blanc.
- Disposer la préparation dans quatre assiettes. Les mettre au réfrigérateur au minimum 4 heures.
- Servir frais.

(Ce plat accompagne très bien des fruits.)

FRAISIER GLACÉ AU COULIS

POUR 8 À 10 PERSONNES

- 500 g de fraises
- 100 g de fromage blanc à 0 % bien égoutté (faisselle)
- 5 blancs d'œufs
- 2 cuillerées à soupe de jus de citron
- 5/6 cuillerées à café d'édulcorant en poudre (ou 3 cuillerées à soupe de fructose)

- Passer les fraises au mixeur ou les réduire en purée avec un batteur. Monter les blancs en neige.
- Mélanger la purée de fraises, les blancs d'œufs, le fromage blanc et l'édulcorant en poudre jusqu'à ce que le résultat soit à peu près homogène.

- Rajouter le jus de citron et verser le mélange dans un moule préalablement huilé.
- Placer le tout au congélateur ou au freezer 6 à 7 heures environ. Sortir 1/2 heure avant de consommer. Pour démouler, passer le moule sous l'eau tiède.
- Servir avec un coulis, en décorant le plat avec des fraises coupées en deux.

(Coulis : mixer 300 g de fraises avec deux cuillerées à soupe d'édulcorant en poudre et le jus d'1/2 citron.)

BAVAROIS DE FRAMBOISES ET SON COULIS

POUR 5 À 6 PERSONNES

- 500 g de framboises
- 4 jaunes d'œufs
- 30 cl de lait
- 6 cuillerées à café d'édulcorant en poudre (ou 3 cuillerées à soupe de fructose)
- 3 feuilles de gélatine alimentaire (ou l'équivalent d'agar-agar)

- Faire tremper les feuilles de gélatine dans de l'eau froide.
- Dans une casserole, battre les jaunes d'œufs et ajouter le lait. Porter le tout à feu doux et laisser épaissir jusqu'à ce que le mélange nappe la spatule. Stopper la cuisson.
- Mixer les framboises pour obtenir une purée et ajouter l'édulcorant.
- Égoutter la gélatine et la faire dissoudre dans la crème chaude. Mélanger les framboises et la crème.
- Verser dans un moule à bavarois légèrement huilé et faire prendre au moins pendant 12 heures dans le réfrigérateur.
- Servir frais avec le coulis de framboise.

(Coulis : mixer 300 g de framboise en rajoutant le jus d'un citron et 3/4 de cuillerée à café d'édulcorant.)

MOUSSE AU CHOCOLAT

POUR 6 À 8 PERSONNES

- 400 g (2 plaques) de chocolat noir amer à 70 % de cacao
- 8 œufs
- 1/2 verre de rhum (7 cl)
- 1 orange
- 4 cuillerées à café de café soluble
- 1 pincée de sel

- Couper le chocolat en morceaux et les mettre en vrac dans la casserole. Faire une demi-tasse d'un café très fort et la verser dans la casserole, ainsi que le rhum. Poser la casserole sur le feu, soit au bain-marie, soit sur une plaque de cuisson à feu très doux. Faire fondre le chocolat. Remuer à la spatule pour bien lier. Si le résultat est vraiment trop pâteux, rajouter un peu d'eau. Dès que le chocolat est parfaitement fondu en une crème épaisse très onctueuse, retirer la casserole de la source de chaleur.
- Pendant que le chocolat fond, râper le zeste de l'orange (n'utiliser que la partie superficielle de la peau d'orange). Jeter la moitié du zeste dans la casserole et remuer. Casser les œufs en mettant les jaunes dans un saladier, les blancs dans un autre. Monter les blancs en neige (après y avoir mis une pincée de sel) jusqu'à ce qu'ils soient vraiment très consistants.
- Verser le chocolat dans le saladier où se trouvent les jaunes. Bien remuer jusqu'à l'obtention d'une crème bien homogène. Verser ensuite cette crème dans les blancs et mélanger avec la spatule jusqu'à obtention d'un mélange parfaitement homogène. Bien vérifier qu'il ne reste pas de particules de blancs ou que du chocolat non mélangé n'est pas retombé dans le fond du récipient.
- Vous pouvez soit laisser la mousse dans le saladier en essuyant les bords, soit la reverser dans un grand compotier ou des ramequins individuels. Avant de mettre au réfrigérateur, saupoudrer la surface de la mousse avec le reste du zeste.

(Faire la mousse 6 heures au moins avant de la servir. L'idéal est de la faire la veille.)

FONDANT AU CHOCOLAT AMER

- 400 g (2 plaques) de chocolat noir amer à 70 % de cacao
- 5/7 cl de cognac
- 8 œufs
- 1 orange
- 4 cuillerées à café de café soluble

- Couper le chocolat en morceaux et les mettre en vrac dans la casserole. Faire une demi-tasse de café très fort et la verser dans la casserole, ainsi que le cognac. Poser la casserole au bain-marie ou sur une plaque de cuisson à feu très doux.
- Laisser fondre le tout en remuant avec la spatule jusqu'à l'obtention d'une pâte très crémeuse puis sortir la casserole du feu.
- Casser les œufs en séparant le blanc des jaunes. Monter les blancs en neige (après y avoir mis une pincée de sel) jusqu'à ce qu'ils soient très consistants.
- Verser le chocolat fondu dans le saladier où se trouvent les jaunes. Bien remuer jusqu'à l'obtention d'une crème bien homogène. Verser ensuite cette crème dans les blancs et mélanger avec une spatule. Le mélange doit être parfaitement homogène. Bien vérifier qu'il ne reste pas de particules de blancs ou que du chocolat non mélangé n'est pas retombé au fond du récipient.
- Verser la mousse ainsi obtenue dans le moule préalablement beurré ou, mieux encore, tapissé de papier sulfurisé. Mettre dans un four préalablement chauffé à 250 °C. Laisser cuire 8 minutes seulement pour que le gâteau reste moelleux à l'intérieur.
- Servir les tranches telles quelles ou encore accompagnées d'une crème anglaise ou d'une boule de glace à la vanille.

BIBLIOGRAPHIE

PROTÉINES

APFELBAUM M., FORRAT C., NILLUS P., *Diététique et nutrition*, Masson, 1989.

BOURRE J.-M., *De l'animal à l'assiette*, Odile Jacob, 1993.

BRINGER J., RICHARD J.-L., MIROUZE J., 'Évaluation de l'état nutritionnel protéique', *Rev. Prat..*, 1985, 35, 3, 17-22.

CHELTIEL J.-C., *Protéines alimentaires*, Ed. Tech. et Doc., Lavoisier, 1985.

RUASSE J.-P., 'Les composants de la matière vivante', Coll. "L'indispensable en nutrition", 1988.

RUASSE J.-P., 'Des protides, pourquoi, combien ?', Coll. "L'indispensable en nutrition", 1987.

GLUCIDES

ANDERSON J. W., 'Hypocholesterolemic effects of oat and bean products', *Am. J. Clin. Nutr.*, 1988, 48, 749-753.

ANDERSON J. W., 'Serum lipid response of hypercholesterolemic men to single and divided doses of canned beans', *Eur. J. Clin. Nutr.*, 1990, 51, 1013-1019.

AUBERT C., *L'assiette aux céréales*, Terre vivante, 1991.

BANTLE J.-P., LAINE D. C., 'Post-prandial glucose and insulin responses to meals containing different carbohydrates in normal and diabetic subjcets', *New Engl. J. Med.*, 1983, 309,7-12.

BORNET F., *Place des glucides simples et des produits amylacés dans l'alimentation des diabétiques en 1985*, Fondation Ronac, Paris.

BROWN, 'Coronary heart disease and the consumption of diet high in wheat and other grains', *Am. J. Clin. Nutr.*, 1985, 41, 1163-1171.

CALET C., 'Les légumes secs - apport protidique', *Cah. Nutr. Diet..*, 1992, XXVII, 2, 99-108.

CHEW I., 'Application of glycemic index to mixed meals', *Am. J. Clin. Nutr.*, 1988 47, 53-56.

CRAPO P. A., 'Plasma glucose and insulin responses to orally administered simple and complex carbohydrates', *Diabetes*, 1976, 25, 741-747.

CRAPO P. A., 'Post-prandial plasma glucose and insulin response to different complex carbohydrates', *Diabetes*, 1977, 26, 1178-1183.

CRAPO P. A., 'Comparison of serum glucose-insulin and glucagon responses to different types of carbohydrates in non insulin dependant diabetic patients', *Am J. Clin. Nutr.*, 1981, 34, 84-90.

DANQUECHIN-DORVAL, 'Le rôle de la phase gastrique de la digestion sur la biodisponibilité des hydrates de carbone et leurs effets métaboliques', Journées de diabétologie de l'Hôtel-Dieu 1975.

DESJEUX J.-F., 'Glycémie, insuline et acides gras dans le plasma d'adolescents sains après ingestion de bananes', *Med. et Nutr.*, 1982, 18, 2, 127-130.

FEWKES D. W., 'Sucrose', *Science Progress*, 1971, 59, 25, 39.

FITZ-HENRY A., 'In vitro and in vivo rates of carbohydrate digestion in Arboriginal bushfoods and contemporary Western foods', Colloque 1982 de l'Université de Sydney.

GABREAU T, LEBLANC H. 'Les modifications de la vitesse d'absorption des glucides', *Med. et Nutr.*, 1983, XIX, 6, 447-449.

GUILLAUSSEAU P.-J., GUILLAUSSEAU-SCHOLER C., 'Effet hyperglycémiant des aliments', *Gaz. Med. Fr.*, 1989, 96, 30, 61-63

HEATON K.W. 'Particule size of wheat, maïze and oat test meals : effects on plasma glucose and insulin responses and on the rate of starch digestion in vitro', *Am. J. Clin. Nutr.*, 1988, 47, 675-682.

HODORA D., 'Glucides simples, glucides complexes et glucides indigestibles', *Gaz. Med. Fr.*, 1981, 88, 37,5, 255-259.

JENKINS D. J A., 'Glycemic index of foods : a physiological basis for carbohydrates exchange', *Am. J. Clin. Nutr.*, 1981, 34, 362-366.

JENKINS D. J. A., 'Dietary carbohydrates and their glycemic responses', *J. A. M. A.*, 1984, 2, 388-391.

JENKINS D. J. A., 'Wholemeal versus wholegrain breads : proportion of whole or cracked grains and the glycemic response', *Br. Med. J.*, 1988, 297; 958-960.

JIAN R., 'La vidange d'un repas ordinaire chez l'homme : étude par la méthode radio-isotopique', *Nouv. Presse Med.*, 1979, 8, 667-671.

KERIN O'DEA, 'Physical factor influencing post-prandial glucose and insulin responses to starch', *Am. J. Clin. Nutr.*, 1980, 33, 760-765.

MESSING B, *Sucre et nutrition*, Doin, 1992.

NOUROT J., 'Relationship between the rate of gastric emptying and glucose insulin responses to starchy food in young healty adults', *Am. J. Clin. Nutr.*, 1988, 48, 1035-1040.

NATHAN D., 'Ice-cream in the diet of insulin-dependant diabetic patients', *J. A. M. A.*, 1984, 251, 21, 2825-2827.

NICOLAIDIS S., 'Mode d'action des substances de goût sucré sur le métabolisme et sur la prise alimentaire. Les sucres dans l'alimentation', *Coll. Sc. Fond. Fr. Nutr.*, 1981.

O'DONNEL L. J. D., 'Size of flour particles and its relation to glycemia, imulinaemia and caloric disease', *Br. Med. J.*, 17 June 1984, 298, 115-116.

PICHARD P., *Les céréales énergétiques*, M.A., 1992.

PIVETAUD J., PACCALIN J., 'Mais mangez donc des légumineuses !', *Diététique et Médecine*, 1993, n°4, 149-153.

REAVEN C., 'Effects of source of dietary carbohydrates on plasma glucose and insulin to test meals in normal subjects', *Am. J. Clin. Nutr.*, 1980, 33, 1279-1283.

ROUX E., 'Index glycémique', *Gaz. Med. Fr.*, 1988, 95, 18, 77-78.

RUASSE J.-P., 'Des glucides, pourquoi, comment ?', Coll. «L'indispensable en nutrition».

SCHLIENGER J.-L., 'Signification d'une courbe d'hyperglycémie orale plate, comparaison avec un repas d'épreuve', *Nouv. Pr. Med.*, 1982, 52, 3856-3857.

SCHWEITZER T. F., 'Nutrients excreted in ileostomy effluents after consumption of mixed diet with beans and potatoes', *Eur. J. Clin. Nutr.*, 1990, 44, 567-575.

SLAMA G., 'Correlation between the nature of amount of carbohydrates in intake and insulin delivery by the artificial pancreas in 24 insulino-dependant diabetics', 1981, 30, 101-105.

SLAMA G., 'Sucrose taken during mixed meal has no additional hyperglyceamic action over isocaloric amounts of starch in well-controlled diabetics', *The Lancet*, 1984,122-124.

SPRING B., 'Psychological effects of carbohydrates', *J. Clin. Psychiatry*, 1989, 50-5, suppl., 27-33.

STACH J.K. 'Contribution à l'étude d'une diététique rationnelle du diabétique : rythme circadien de la tolérance au glucose, intérêt du pain complet, intérêt du sorbitol', Thèse pour le doctorat en Médecine, Caen, 1974.

TORSDOTTIR I., 'Gastric emptying and glycemic response following ingestion of mashed bean or potato flakes in composite meals', *Am. J. Clin. Nutr. Diet.*, 1990 (sous presse en 1990, cité par Bornet in *Cah. Nutr. Diet..*, 1990, XXV, 4, 254-264).

THORBURN A. W., 'The glycemic index of food', *Med. J. Austr.*, May 26th 1988, 144, 580-582.

VAGUE P., 'Influence comparée des différents glucides alimentaires sur la sécrétion hormonale', *Les sucres dans l'alimentation*, Collection Scientifique de la Fondation Française pour la Nutrition.

LIPIDES

BOURRE J.-M, DURAND G., 'The importance of dietary linoleic acid in composition of nervous membranes', *Diet and lifestyle new technology* De M-F. Mayol, 1988, John Libbey Eurotext Ltd p. 477-481.

BOURRE J.-M., *Les bonnes graisses*, Odile Jacob, 1991.

DREON D.M., 'The effects of polyinsatured fat versus monoinsatured fat on plasma lipoproteins', *J. A .M. A.*, 1990, 263, 2462-2466.

DYERBERG J., 'Linolenic acid and eicosapentaenoic acid', *The Lancet*, 26 Jan. 1980, p. 199.

GUERGUEN L., 'Interactions lipides-calcium alimentaires et biodisponibilité du calcium du fromage', *Cah. Nutr. Diet..*, 1992, XXVII, 5, 311-314.

JACOTOT B., 'Olive oil and the lipoprotein metabolism', *Rev. Fr. des Corps Gras*, 1988, 2, 51-55.

JACOTOT B., *L'huile d'olive, de la santé à la gastronomie*, Artulen, 1993.

KUSHI, 'Diet and 20-years mortality from coronary heart disease. The Ireland-Boston Diet-Heart study', *New England J. of Med.*, 1985, 312, 811-818.

LOUHERANTA A. M., 'Linoleic acid intake and susceptibility of VLDL and LDL to oxydation in men', *Am. J. Clin. Nutr.*, 1996, 63, 698-703.

LOUIS-SYLVESTRE J., 'A propos de la consommation actuelle de lipides', Diétécom, 1996.

MAILLARD C., 'Graisses grises', *Gazette Med. de Fr.*, 1989, 96, n°22.

MENSIK R.P., 'Effect of dietary fatty acids on high density and low-density lipoprotein cholesterol levels in healthy

ODENT M., *Les acides gras essentiels*, Jacques Ligier, 1990.

RUASSE J.-P.,*Des lipides, pourquoi, comment ?* Coll. "L'Indispensable en Nutrition".

SAN JUAN P. M. F., 'Study of isomeric trans-fatty acids content in the commercial Spanish foods', *Int. J. of Food Sc. & Nutr.*, 1996, 47, 399-403.

TROISI R., 'Trans-fatty acid intake in relation to serum lipid concentrations in adult men', *Am. J. Clin. Nutr.*, 1992, 56, 1019-1024.

VLES R.O., 'Connaissances récentes sur les effets physiologiques des margarines riches en acide linoléique', *Rev. Fr. des Corps Gras*, 1980, 3, 115-120.

WILLETT W. C., 'Intake of trans fatty acids and risk of coronary heart disease among women', *Lancet*, 1993, 341, 581-585.

FIBRES

Council of Scientific Affairs, 'Fibres alimentaires et santé', *J. A. M. A.*, 1984,14,190,1037-1046.

ANDERSON J. W., 'Dietary fiber : diabetes and obesity', *Am. J. Gastroenterology*, 1986, 81, 898-906.

BERNIER J.-J., 'Fibres alimentaires, motricité et absorption intestinale. Effets sur l'hyperglycémie post-prandiale', Journées de Diabétologie de l'Hôtel-Dieu, 1979, 269-273.

HABER G. B., 'Depletion and disruption of dietary fibre. Effets on satiety plasma glucose and serum insulin', *The Lancet*, 1977, 2, 679-682.

HEATON K. W.,'Food fiber as an obstacle to energy intake', *The Lancet*, 1973, 2,1418-1421.

HEATON K. W., 'Dietary fiber in perspective', *Human Clin. Nutr.*, 1983,37c, 151-170.

HOLT S., 'Effect of gel fibre on gastric emptying and absorption of glucose and paracetamol', *TheLancet*, 1979, March 24, 636-639.

JENKINS D. J. A., 'Decrease in post-prandial insulin and glucose concentration by guar an pectin', *Ann. Int. Med.*, 1977, 86, 20-33.

JENKINS D. J. A., 'Dietary fiber, fibre analogues and glucose-tolerance : importance of viscosity', *Br. Med. J.*, 1978, 1, 1392-1394.

LAURENT B, 'Etudes récentes concernant les fibres alimentaires', *Med. et Nutr.*, 1983, XIX, 2, 95-122.

MONNIER L., 'Effets des fibres sur le métabolisme glucidique', *Cah. Nutr. Diet..*, 1983, XVIII, 89-93.

NAUSS K. M., 'Dietary fat and fiber : relationship to caloric intake body growth and colon carcinogenesis', *Am. J. Clin. Nutr.*, 1987, 45, 243-251.

SAUTIER C., 'Valeur alimentaire des algues spirulines chez l'homme', *Ann. Nutr. Alim.*, 1975, 29, 517.

SAUTIER C., 'Les algues en alimentation humaine', *Cah. Nutr. Diet..*, 1987.6,469-472

GÉNÉRALITÉS SUR LE CHOLESTÉROL

BASDEVANT A., TRAYNARD P.Y. 'Hypercholestérolémie', *Symptômes*, 1988, n°12.

BRUCKERT E., 'Les dyslipidémies', *Impact Médecin*, Dossier du Praticien n°20, 1989.

LUC G., DOUSTE-BLAZY P., FRUCHART J.-C., 'Le cholestérol, d'où vient-il, comment circule-t-il, où va t-il ?', *Rev. Prat.*, 1989, 39, 12,1011-1017.

POLONOWSKI J., 'Régulation de l'absorption intestinale du cholestérol', *Cahiers Nutr. Diet.*, 1989, 1, 19-25.

LIPIDES ET CHOLESTHEROL

'Consensus : Conference on lowering blood cholesterol to prevent heart disease', *J. A. M. A.* , 1985, 253, 2080-2090.

BETTERIDGE D. J., 'High-density lipoprotein and coronary heart disease', *Brit. Med. J.*, 15 April 1989, 974-975.

DURAND G., 'Effets comparés d'huiles végétales et d'huiles de poisson sur le cholestérol du rat', *Med. et Nutr.*, 1985, XXI, n° 6, 391-406.

DYERBERG J., 'Eicosapentaenoic acid and prevention of thrombosis and atherosclerosis', *The Lancet*, 1978, 2, 117-119.

ERNST E., LE MIGNON D., 'Les acides gras omega 3 et l'artériosclérose', *C. R. de Ther.*, 1987, V, n°56, 22-25.

FIELD C., 'The influence of eggs upon plasma cholesterol levels', *Nutr. Rev.*, 1983, 41, n°9, 242-244.

FOSSATI P., FERMON C., 'Huiles de poisson, intérêt nutritionnel et prévention de l'athéromatose', *Nouv. Presse Med.*, 1988, VIII, 1-7.

de GENNES J.-L, TURPIN G,. TRFFERT J., 'Correction thérapeutique des hyperlipidémies idiopathiques héréditaires. Bilan d'une consultation - Consultation de diététique standardisée, *Nouv. Presse Med.*, 1973, 2, 2457-2464.

GRUNDY M. A., 'Comparison of monosatured fatty acids and carbohydrates for lowering plasma cholesterol', *N. Engl. J. Med.*, 1986, 314, 745-749.

HAY C. R. M., 'Effect of fish oil on platelet kinetics in patients with ischaemic heart disease', *The Lancet*, 5 Juin 1982, 1269-1272.

KRUMHOUT D., BOSSCHIETER E.B., LEZENNE-COULANDER C., 'The inverse relation between fish consumption and 20-year mortality from coronary heart disease', *New Engl. J. Med.*, 1985, 312, 1205-1209.

LEAF A., WEBER P.C., 'Cardiovascular effects of n-3 fatty acides', *New Engl. J. Med.*, 1988, 318, 549-557.

LEMARCHAL P., 'Les acides gras polyinsaturés en oméga 3', *Cah. Nutr. Diet..*, 1985, XX, 2, 97-102.

MARINIER E., 'Place des acides gras polyinsaturés de la famille n-3 dans le traitement des dysloprotéinémies', *Med. Dig. Nutr.*, 1986, 53, 14-16.

MARWICK C., 'What to do about dietary saturated fats ?', *J. A. M. A.*, 1989, 262, 453.

PHILLIPSON, 'Reduction of plasma lipids, lipoproteins and apoproteins by dietary fish oils in patients with hypertriglyceridemia', *New Engl. J. Med.*, 1985, 312, 1210-1216.

PICLET G., 'Le poisson, aliment, composition, intérêt nutritionnel', *Cah. Nutr. Diet..*, 1987, XXII, 317-336.

THORNGREN M., 'Effects of 11-week increase in dietary eicosapentaenoïc acid on bleeding time, lipids and platelet aggregation, *The Lancet*, 28 Nov. 1981, 1190-11.

TURPIN G., 'Régimes et médicaments abaissant la cholestérolémie', *Rev. du Prat.*, 1989, 39, 12, 1024-1029.

VLES R. O., 'Les acides gras essentiels en physiologie cardio-vasculaire', *Ann. Nutr. Alim.*, 1980, 34, 255-264.

WOODCOCK B. E., 'Beneficial effect of fish oil on blood viscosity in peripheral vascular disease', *Br. Med. J.*, Vol 288 du 25 fév. 1984, p. 592-594

FIBRES ALIMENTAIRES ET HYPERCHOLESTÉROLÉMIE

ANDERSON J. W., 'Dietary fiber lipids and atherosclerosis', *Am. J. Cardiol.*, 1987, 60,17-22

GIRAULT A., 'Effets bénéfiques de la consommation de pommes sur le métabolisme lipidique chez l'homme', Entretiens de Bichat, 28 Septembre 1988.

LEMONNIER D., DOUCET C., FLAMENT C., 'Effet du son et de la pectine sur les lipides sériques du rat', *Cah. Nutr. Diet..*, 1983, XVII, 2, 97.

RAUTUREAU J., COSTE T., KARSENTI P., 'Effets des fibres alimentaires sur le métabolisme du cholestérol', *Cah. Nutr. Diet..*, 1983, XVIII, 2, 84-88.

SABLE-AMPLIS R., SICART R., BARON A., 'Influence des fibres de pomme sur le taux d'esters de cholestérol du foie, de l'intestin et de l'aorte', *Cah. Nutr. Diet..*, 1983, XVII, 2, 97.

TAGLIAFFERRO V., 'Moderate guar-gum addition to usual diet improves peripheral sensibility to insulin and lipaemic profile in NIDDM', *Diabète et Métabolisme*, 1985, 11, 380-385.

TOGNARELLI M., 'Guar-pasta: a new diet for obese subjects', *Acta Diabet. Lat..*, 1986, 23, 77.

TROWELL H., 'Dietary fiber and coronary heart disease', *Europ. J. Clin. Biol. Res.*, 1972,17,345.

VAHOUNY G. U., 'Dietary fiber lipid metabolism and atherosclerosis', *Fed. Proc.*, 1982, 41, 2801-2806.

ZAVOLAL J.-H., 'Effets hypolipémiques d'aliments contenant du caroube', *Am. J. Clin. Nutr.*, 1983, 38, 285-294.

VITAMINES, OLIGO-ÉLÉMENTS ET HYPERCHOLESTÉROLÉMIE

1. VITAMINE E

CAREW T.E., 'Antiatherogenic effect of probucol unrelated to ist hypocholesterolemic effect', *P. N. A. S.*, USA June 1984, Vol. 84, p 7725-7729.

FRUCHART J.-C., 'Influence de la qualité des LDL sur leur métabolisme et leur arthérogénicité' (inédit).

JURGENS G.,' Modification of human serum LDL by oxydation', *Chemistry and Physics of lipids*, 1987, 45, 315-336.

STREINBRECHER V.P., 'Modifications of LDL by endothelial cells involves lipid peroxydation', *P. N. A. S.*, USA June 1984, Vol. 81, 3883-3887

1. SÉLÉNIUM

LUOMA P.V., 'Serum selenium, glutathione peroxidase, lipids, and human liver microsomal enzyme activity', *Biological Trace Element Research*, 1985, 8, 2,113-121

MITCINSON M. J., 'Possible role of deficiency of selenium and vitamin E in atherosclerosis', *J. Clin. Pathol.*, 1984, 37,7-837.

SALONEN J.T., 'Serum fatty acids, apolipoproteins, selenium and vitamin antioxydants and risk of death from coronary artery disease', *Am. J. Cardiol.*, 1985, 56, 4, 226-231.

1. CHROME

ABRAHAM A.S., 'The effect of chromium established atherosclerotic plaques in rabbits', *Am. J. Clin. Nutr.*, 1980, 33, 2294-2298.

GORDON T., 'High-density lipoprotein as a protective factor against coronary heart disease', The Framingham study, *Am. J. Med.*, 1977, 62, 707.

OFFENBACHER E. G., 'Effect of chromium-rich yeast on glucose tolerance a blood lipids in elderly subjects', *Diabetes*, 1980, 29, 919-925.

CAFE ET HYPERCHOLESTEROLEMIE

ARNESEN E., 'Coffee and serum cholesterol', *Br. Med. J.* 1984, 288, 1960.

HERBERT P. N., 'Caffeine does not affect lipoprotein metabolism', *Clin Res.*, 1987, 35, 578A.

HILL C., 'Coffee consumption and cholesterol concentration', Letter to editor, *Br. Med. J.*, 1985, 290, 1590.

THELLE D. S., 'Coffee and cholesterol in epidemiological and experimental studies', *Atherosclerosis*, 1987, 67, 97-103.

THELLE D. S., 'The Tromso Heart Study. Does coffee raise serum cholesterol ?', *N. Engl. J. Med.*, 1983, 308, 1454-1457

GENERALITES SUR L'OBESITE

ADRIAN F., 'Divergent trends in obesity and fat ıntake pattern : the American paradox', *Am. J. Med.*, 1997, 102, 259-264.

ASTIER-DUMAS M., 'Densité calorique, densité nutritionnelle, repères pour le choix des aliments', *Med. Nutr.*, 1984, XX, 4, 229-234.

BOUCHARD C., 'Génétique et métabolisme énergétique chez l'homme', In Forum Lavoisier, Paris, 1989.

BELLISLE F., 'Obesity and food intake in children : evidence for a role of metabolic and/or behavioral daily rythms', *Appetite*, 1988, 11, 111-118.

BROWNELL K. D., 'The effects of repeated cycles of weight loss and regain in rats', *Phys. Behaviour.*, 1986, 38, 459-464.

FRICKER J., APFELBAUM M., 'Le métabolisme de l'obésité', *La Recherche*, 1989, 20, 207, 200-208.

HERAUD G.. 'Densité nutritionnelle des aliments', *Gaz. Med. Fr.*, 1988, 95,13, 39-42

HILLS A.P., WAHLQUIST M.L., *Exercice and obesity*, Smith-Gordon, 1994.

LEIBEL R. J., 'Diminished energy requirements in reduced obese persons', *Metabolism*, 1984, 33,164-170.

LOUIS-SYLVESTRE J., 'Consommation d'un plat allégé et répercussion sur la prise alimentaire totale', *Le Généraliste*, 1979, 1083.

RIETVELD W. J., 'L'horloge biologique', *Revue de nutrition*, Diétécom 1991, 80.

ROLLAND-CACHERA M.-F., BELLISLE F., 'No correlation beetween adiposity and food intake : why are working class children fatter ?', *Am. J. Clin. Nutr.*, 1986, 44, 779-787.

ROLAND-CACHERA M.-F., DEHEEGER M., 'Adiposity and food intake in young children : the environmental challenge to individual susceptibility', *Br. Med. J.*, 1988, 296, 1037-1038.

ROLLAND-CACHERA M.-F., 'La France est-elle privilégiée par rapport aux autres pays développés ?, 1ères journées alimentation, kilos, santé, 1997.

RUASSE J.-P., 'Des calories, pourquoi ? Combien ?', Coll. "L'indispensable en Nutrition", 1987.

RUASSE J.-P., 'L'approche homéopathique du traitement des obésités', Paris, 1988.

SPITZER L., RODIN J., 'Human eating behavior : a critical review of studies in normal weight and overweight individuals', *Appetite*, 1981, 2, 293.

LOUIS-SYLVESTRE J., 'Poids accordéon : de plus en plus difficile à perdre', *Le Généraliste*, 1989, 1087, 18-20.

HABITUDES ALIMENTAIRES

HERCBERG S., 'Apports nutritionnels d'un échantillon représentatif de la population du Val-de-Marne', *Rev. Epidem. et Santé Publ.*, 1991, 39.

MARCOCCHIN N., 'Comportement alimentaire en Lorraine', in *Précis de nutrition et diététique*, fasc.10, Pub. Ardix Médical.

RIGAUD D. et coll., 'Enquête de consommation alimentaire I- Energie et macronutriments', *Cah. Nutr. Diet.*., 1997, 32, 6, 379-389.

INSULINE

BASDEVANT A., 'Influence de la distribution de la masse grasse sur le risque vasculaire'. *La Presse Médicale*, 1987, 16, 4.

CLARK M.-G., 'Obesity with insulin resistance, experimental insights', *The Lancet*, 1983, 2, 1236-1240.

DANGUIR J., 'Infusion of insulin causes relative increase of slow wave sleep in rats', *Brain Research*, 1984, 306, 97-103.

FROMAN L.A., 'Effect of vagotomy and vagal stimulation on insulin secretion', *Diabetes*, 1967,16,443-448

GROSS P., 'De l'obésité au diabète', *L'actualité diabétologique*, n° 13, 1-9.

GUY-GRAND B., 'Variation des acides gras libres plasmatiques au cours des hyperglycémies provoquées par voie orale', Journées de Diabétologie de l'Hôtel-Dieu, 1968, p 319.

GUY-GRAND B., 'Rôle éventuel du tissu adipeux dans l'insulino-résistance', Journéées de Diabétologie de l'Hôtel-Dieu, 1972, 81-92.

JEANRENAUD B., 'Dysfonctionnement du système nerveux. Obésité et résistance à l'insuline', *M/S Médecine-Science*, 1987, 3, 403-410.

JEANRENAUD B., 'Insulin and obesity', *Diabetologia*, 1979, 17, 135-138.

KOLTERMAN O. G., 'Mechanisms of insulin resistance in human obesity. Evidence for receptor and post-receptor effects', *J. Clin. Invest.*, 1980, 65, 1272-1284.

LAMBERT A. F, 'Enhancement by caffeine of glucagon-induced and tolbutamide-induced insulin release from isolated foetal pancreatic tissue', *The Lancet*, 1967, 1, 1-19, 819-820.

LAMBERT A.-F, 'Organocultures de pancréas foetal de rat : étude morphologique et libération d'insuline in vitro', Journées de Diabétologie de l'Hôtel-Dieu, 1969, 115-129.

LARSON B. 'Abdominal adipose tissue distribution, obesity and risk of cardiovascular disease and death', *Br. Med. J.*, 1984, 288, 1401-1404.

LE MARCHAND-BRUSTEL Y., 'Résistance à l'insuline dans l'obésité', *M/S Médecine-Sciences*, 1987, 3, 394-402.

LINQUETTE C., *Précis d'endocrinologie*, Masson, 1973, 658-666.

LOUIS-SYLVESTRE J.,' La phase céphalique de sécrétion d'insuline' *Diabète et métabolisme*, 1987, 13, 63-73.

MARKS V., 'Action de différents stimuli sur l'insulinosécrétion humaine : influence du tractus gastro-intestinal', *Journées de Diabétologie de l'Hôtel-Dieu*, 1969, 179-190.

MARLISSE E. B., 'Système nerveux central et glycorégulation', *Journées de Diabétologie de l'Hôtel-Dieu*, 1975, 7-21.

MEYLAN M., 'Metabolic factors in insulin resistance in human obesity', *Metabolism*, 1987, 36, 256-261.

WOODS S.C., 'Interaction entre l'insulinosécrétion et le système nerveux central', *Journées de Diabétologie de l'Hôtel-Dieu*, 1983.

DIABÈTE

American Diabetes Association : clinical practice recommendations, *Diabetes Care*, 1995, 18, Suppl. 1, 16-19.

ANDERSEN E., 'Effect of rice-rich versus a potato-rich diet on glucose, lipoprotein and cholesterol metabolism in noninsulindependent diabetics', *Am. J. Clin. Nutr.*, 1984, 39, 598-606.

BORNET F., 'Insulinemic and glycemic indexes of six starch-rich foods taken alone and in a mixed meal by type 2 diabetic', *Am. J. Clin. Nutr.*, 1987, 45, 588-595.

BORNET F., 'Technologie des amidons, digestibilité et effets métaboliques', *Cah. Nutr. Diet.*;, 1992, 27, 170-178.

BRAND-MILLER J.-C., 'Importance of glycemic index in diabetes', *Am. J. Clin. Nutr.*, 1994, 59 suppl., 747 S-752 S.

BRANDMILLER J.-C., *The G.I. factor : the glycaemic index solution. The scientific answer to weight reduction and blood sugar control*, A. Holder & Stroughton Book, Australia, 1997.

FONTVIEILLE A.-M., 'A moderate switch from high to low glycaemic-index foods for 3 weeks improves the metabolic control of type I diabetic subjects', *Diab. Nutr. Metab.*, 1988, 1, 139-143.

JENKINS D. J. A., 'Glycemic index of foods : a physiological basis for carbohydrate exchange', *Am. J. Clin. Nutr.*, 1981, 34, 362-366

JENKINS D. J. A., 'Metabolic effects of low-glycemic index diet', *Am. J. Clin. Nutr.*, 1987, 46, 968-975.

JENKINS D. J. A., 'Low glycemic index ; lente carbohydrates and physiological effects of altered food frequency', *Am. J. Clin. Nutr.*, 1994, 56 (suppl), 706 S-709 S.

LORMEAU B., VALENSI P., 'L'alimentation du diabétique', *Cah. Nutr. Diet.*, 1997, 32, 6, 394-400.

MONNIER L., SLAMA G., 'Recommandations ALFEDIAM',
Diabetes Metabolism, 1995, 21, 201-217.

'Nutritional recommendations and principles for individuals with diabetes mellitus', *Diabetes care*, 1990, 13, suppl I, 18-25.

O'DEA K, 'Physical factors influency post-prandial glucose and insulin responses to starch', *Am. J. Clin. Nutr.*, 1980, 33, 760-765.

SIMPSON H.C.R., 'A high carbohydrate leguminous fibre diet improves all aspects of diabetic control', *The Lancet*, 1981, 1, 1-5.

SLAMA G., 'Diabète : conseils nutritionnels', *Impact-Médecin Hebdo*, 13 Juin 1997, n° 370, 51-53.

ACTIVITE PHYSIQUE ET SPORT

BLAIR D., 'Habitual daily energy expenditure and activity levels of lean and adult-onset and child-onset obese women', *Am. J. Clin. Nutr.*, 1987, 45, 540-550.

BLAIR S.N., 'Evidence for success of exercise in weight loss and control', *Annals of Int. Med.*, 1993, 119, 7, 2, 702-706.

DESPRES J.-P., 'Obésité abdominale et lipoprotéines : effets de l'exercice', *Science et Sports*, 1991, 6, 265-273.

DESPRES J.-P., 'L'exercice physique dans le traitement de l'obésité', *Cah. Nutr. Diet.*, 1994, XXIX, 5, 299-304.

GUEZENNEC C.Y., 'Place de l'entraînement dans le traitement des maladies métaboliques', *Cah. Nutr. Diét.*, 1994, XXIX, 1, 28-37.

KEMPEN K. P .G., 'Energy balance during an 8-week energy-restricted diet with and without exercice in obese women', *Am. J. Clin. Nutr.*, 1995, 62, 722-729.

LOUIS SYLVESTRE J., 'Insuline et exercice physique', *Diabète et Métabolisme*, 1987, 13, 152-156.

MONDENARD de J.-P., 'Poids et sport', *Précis de Nutrition et Diététique*, fasc. 17, Ardix Médical, 1989.

MARCONNET P., 'Effort musculaire et substrats énergétiques', *Cah. Nutr. Diet.*, 1986, XXI, 2, 109-122.

TREMBLAY A.., 'Exercice et obésité', *Science et Sports*, 1991, 6, 257-264.

WOLF L.-M., 'Contribution de l'exercice physique au traitement de l'obésité', *Cah. Nutr. Diet.*, 1986, XXI, 2, 137-141.

WOOD P. D., 'The effects on plasma lipoproteins of a prudent weight-reducing diet, with or without exercise, in overweight men and women', *N. Engl. J. Med.*, 1991, 325, 461-466.

HYPOGLYCEMIE

CAHILL G.F., 'A non-editorial on non-hypoglycemia', *N. Engl. J. Med.*, 1974, 291, 905-906.

CATHELINEAU G., 'Effect of calcium infusion on post-reactive hypoglycemia', *Horm. Meatb. Res.*, 1981, 13, 646-647.

CHILES R., 'Excessive serum insulin response to oral glucose in obesity and mild diabetes', *Diabetes*, 1970,19, 458.

CRAPO P.A., 'The effects of oral fructose, sucrose and glucose in subjects with reactive hypoglycemia', *Diabetes care*, 1982, 5, 512-517.

DORNEȟ M., 'Les hypoglycémies fonctionnelles', *Rev. Prat.*, 1972, 22, 25, 3427-3446.

FAJANS S.S., 'Fasting hypoglycemia in adults', *New Engl. J. Med.*, 1976, 294, 766-772.

FARRYKANT M., 'The problem of fonctionnal hyperinsulinism or fonctional hypoglycemia attributed to nervous causes', *Metabolism*, 1971, 20, 6, 428-434.

FIELD J. B., 'Studies on the mechanisms of ethanol-induced hypoglycemia', *J. Clin. Invest.*, 1963, 42, 497-506.

FREINKEL N., 'Alcohol hypoglycemia', *J. Clin. Invest.*, 1963, 42, 1112-1133.

HARRIS S., 'Hyperinsulinism and dysinsulinism', *J. A. M. A.*, 1924, 83, 729-733.

HAUTECOUVERTURE M., 'Les hypoglycémies fonctionnelles', *Rev. Prat.*, 1985, 35, 31, 1901-1907.

HOFELDT F.D., 'Reactive hypoglycemia', *Metab.*, 1975, 24, 1193-1208.

HOFELDT F.D., 'Are abnormalities in insulin secretion responsable for reactive hypoglycemia ?', *Diabetes*, 1974, 23, 589-596

JENKINS D.J.A., 'Decrease in post-prandial insulin and glucose concentrations by guar and pectin', *Ann. Intern. Med.*, 1977, 86, 20-23

JOHNSON D. D., 'Réactive hypoglycemia', *J. A .M. A.*, 1980, 243, 1151-1155.

JUNG Y., 'Reactive hypoglycemia in women', *Diabetes*, 1971, 20, 428-434.

LEFEBVRE P., 'Statement on post-prandial hypoglycemia', *Diabetes care*, 1988, 11, 439-440.

LEFEBVRE P., 'Le syndrome d'hypoglycémie réactionnelle, mythe ou réalité ?', Journées Annuelles de l'Hôtel-Dieu, 1983, 111-118.

LEICHTER S.B., 'Alimentary hypoglycemia : a new appraisal', *Amer. J. Nutr.*, 1979, 32, 2104-2114.

LEV-RAN A., 'The diagnosis of post-prandial hypoglycemia', *Diabetes*, 1981, 30,996-999.

LUBETZKI J., 'Physiopathologie des hypoglycémies', *Rev. Prat.*, 1972, 22, 25, 3331-3347.

LUYCKY A.S., 'Plasma insulin in reactive hypoglycemia', *Diabetes*, 1971, 20,435-442

MONNIER L.H., 'Restored synergistic entero-hormonal response after addition dietary fibre to patients with impaired glucose tolerance and reactive hypoglycemia', *Diab. Metab.*, 1982, 8, 217-222.

O'KEEFE S. J. D., 'Lunch-time gin and tonic: a cause of reactive hypoglycemia', *The Lancet* ,1977, 1, June 18, 1286-1288.

PERRAULT M., 'Le régime de fond des hypoglycémies fonctionnelles de l'adulte', *Rev. Prat.*, 1963, 13, 4025-4030.

SENG G., 'Mécanismes et conséquences des hypoglycémies', *Rev. Prat.*, 1985, 35, 31, 1859-1866

SERVICE J. F., 'Hypoglycemia and the post-prandial syndrom', *New Engl. J. Med.*, 1989, 321, 1472.

SUSSMAN K. E., 'Plasma insulin levels during reactive hypoglycemia', *Diabetes* 1966, 15, 1-14.

TAMBURRANO G., 'Increased insulin sensitivity in patients with idiopathic reactive hypoglycemia', *J. Clin. Endocr. Metab.*, 1989, 69, 885.

TAYLOR S. I., 'Hypoglycemia associated with antibodies to the insulin receptor', *New. Engl. J. Med.*, 1982, 307, 1422-1426.

YALOW R. S., 'Dynamics of insulin secretion in hypoglycemia', *Diabetes*, 1965, 14, 341-350.

LES PRODUITS MICHEL MONTIGNAC

"POUR UNE GASTRONOMIE NUTRITIONNELLE"

Plus de 120 produits pour manger sain et rester gourmand tous les jours.
Michel Montignac a créé une gamme de produits alimentaires exclusifs, spécialement conçus pour mettre en œuvre sa méthode. Tous sont riches en fibres, sans sucre ajouté, conçus à partir de farine intégrale biologique et ont en commun des glucides à index glycémique bas. Ils sont, en outre, sans colorant, ni additif ou amidon modifié.
Parmi ceux-ci, les spécialités 100 % fruits, les crackers et les pains grillés, les sablés, les chocolats à forte teneur en cacao (72 % et 85 %), les pâtes, les compotes et les coulis.

"MES RECETTES DE PROVENCE" :

Cette gamme de plus de 40 produits permet de réaliser une véritable cuisine aromatique et nutritionnelle : plats cuisinés, sauces, aides culinaires, spécialités pour l'apéritif etc.
Les produits Michel Montignac sont diffusés dans plus de 600 magasins en France, notamment les épiceries fines, les magasins diététiques et biologiques.

ADRESSES UTILES

Service consommateurs et points de vente
NEW DIET
BP.250
9260 Asnières Cedex
Tél : 01 47 93 59 59
Fax : 01 47 93 92 44
Internet : newdiet@michelmontignac.fr

Boutique Michel Montignac (New Diet SA)
14, rue de Maubeuge
75009 Paris
Tel : 01 49 95 93 47

Institut Vitalité et nutrition (Renseignements médicaux, formation, séminaires)
1, Rue Robin
95880 Enghien
Tél : 01 39 83 18 39
Fax : 01 39 84 30 00

Site Internet Montignac :
http://www.montignac.com
http://www.michelmontignac.tm.fr

Achevé d'imprimer en mars 1999
sur presse Cameron
*par **Bussière Camedan Imprimeries***
à Saint-Amand-Montrond (Cher)
pour les éditions FLAMMARION

— N° d'édit. : FT 098108. — N° d'imp. : 990971/4. —
Dépôt légal : mars 1999.
Imprimé en France